医学的に正しい
美容鍼
びようしん

コラーゲン誘発鍼の作用機序とエビデンス

(一社)健康美容鍼灸協会会長
北川 毅 著
美容外科医
西田 真 監修

BAB JAPAN

はじめに

　美容鍼灸に関する日本で最初の書籍である『健康で美しくなる美容鍼灸』（BABジャパン）を執筆し、「美容鍼灸」という新しい鍼灸の実践形態を提唱して、ちょうど12年、ひと回りの年が過ぎました。

　鍼灸院を開業し、その運営を維持していくためには、鍼灸の需要を拡大するための様々な工夫と取り組みが必要となります。そして、私は、従来からの「適応疾患の治療」「健康増進」に「美容」という新しい利用目的を加えることで、利用者の方々の幅広い需要に対して、臨機応変かつ総合的にお応えできるであろうという着想を得ました。美容鍼灸は、私にとっては、鍼灸の需要を拡大し、鍼灸院の運営を維持するための工夫と取り組みの一つでした。

　『健康で美しくなる美容鍼灸』から12年後の現在、上記のような私の着想とは裏腹に、美容だけに特化した鍼灸を行う若い鍼灸師が増え、極めてインスタントに「〜式美容鍼灸」などと標榜する風潮も生まれました。

　また、多くの養成施設において、何らかの形で、美容鍼灸に関する教育が行われるようになりましたが、専門教育には、深い専門知識、明確な理論と根拠、高度な専門技術が求められます。また、それは、「〜式美容鍼灸」を標榜することにおいても同様です。一方、美容鍼灸は、極めて未成熟な分野であるため、どのような知識、技術、経歴を持つ専門家が、どのような根拠に基づいて、この分野の鍼

灸の臨床や教育に携わっているのかは疑問となります。

　このような現況から、美容鍼灸は認知ばかりは広がりましたが、一般的な鍼灸とはかけ離れた別世界が生まれただけで、未だに新しい鍼灸の一分野として市民権を得るには至っていません。

　その最大の理由は、美容鍼灸の分野では、鍼灸としての知識と技術が不足していることであり、上記のような別世界における美容鍼灸が、おおよそ明確な「エビデンス」に基づいていないというのが、私の見解です。つまり、全ての面で、「根拠」が欠如しているということです。

　そのため、本書では、私たちが実践する美容鍼が根拠とする「エビデンス」と作用機序について解説し、その作用機序を明確に理解いただけるよう、皮膚の機能と構造についても解説します。医学的な内容については、美容外科医の西田真先生、整形外科・形成外科医の長谷川守正先生のお二人の専門医にご協力いただきました。

　正しい知識、高度な技術、十分な経験、そしてエビデンスに基づくことで、美容鍼がその真価を発揮し、鍼灸界において、新しい鍼灸の一分野として認めていただけることを望んでやみません。

　そのために、お一人でも多くの鍼灸師の方々に、本書をご一読いただければ幸甚です。

北川毅

CONTENTS

第 **4** 章

コラーゲン誘発鍼

117 第 5 章

美容鍼灸の可能性と展望

第 *1* 章

美容鍼の
エビデンス

美容鍼のエビデンス

　鍼灸は、特定の症状や疾患の治療を目的とした治療行為として古代の中国に発祥し、今日まで広く行われてきました。

　ところが、近年、その鍼灸が「美容」という新しい目的で利用されるようになり、「美容鍼灸」と呼ばれる新しい形態の鍼灸が、盛んに行われるようになりました。美容とは、容姿を美しくすること、すなわち、人体の外見美の維持・増進・回復を目的として、顔や体形、肌などを整えることです。

　したがって、「治療」を目的として行われてきた従来の鍼灸治療に対して、美容鍼灸とは、容姿を美しくすることを目的として行われる鍼灸、あるいは鍼灸を美容目的に用いることです。

　鍼と灸はそれぞれ異なる治療法ですが、発祥や理論などに共通性があり、また、同じ専門家によって行われるなどの理由から、一体の治療法として、鍼灸と呼ばれています。美容を目的とした鍼灸では、主として、このうちの鍼が用いられており、特に美顔を目的とした鍼が、世界各地で高い注目を集めています。

　美顔を目的とした鍼の施術は、日本では「美容鍼」「美顔鍼」と呼ばれ、英語圏においては、"cosmetic

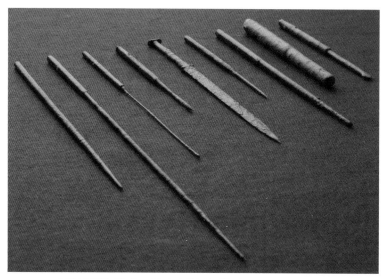

古代中国で治療に用いられた古代九針（模型）

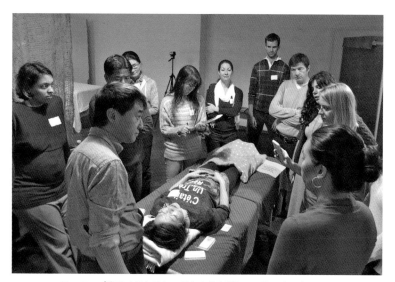

ヨーロッパやアメリカでも、日本の美容鍼灸への注目度は高い

acupuncture"、"facial rejuvenation acupuncture" など
と呼ばれています。

　そして、現状では、鍼は、主として、顔面部のたるみ、小皺、
くま、くすみ、浮腫などの皮膚の老化、代謝不良、血行不
良に起因する症状に対して積極的に利用されています。

◆ 鍼と針

「はり」の漢字表記には、「鍼」と「針」の二つの漢字が
使われます。本書では、混乱を避けるために、両者の使い
分けについて、最初に整理をしておきたいと思います。

　鍼灸の分野では、「はり」という言葉は「施術行為」と
してのはりと道具としてのはりの2通りの意味で使われま
す。現代の中国では「鍼」の字は使用されていないため、
中国では、いずれの場合にも「針」の字が使用されています。

　一方、日本の場合には、施術行為を表す場合には、鍼の
字が使われる場合が多く、道具としてのはりを表す場合に
は針の字を使用するのが一般的です。そのため、日本にお
いて、道具としてのはりを漢字で表記する場合には、「鍼
灸 針」というように二つの漢字を用いて表記されます。

　また、日本と中国では、鍼治療の治療方法や使用する針
に一定の違いがあり、日本式の鍼を実践している専門家は、
道具に対しても鍼の字を使用する傾向があり、反対に、日
本で中国式の鍼を実践している専門家は、施術行為に対し
ても針の字を使用する傾向があります。

1997年に、私は東京の港区に鍼灸院を開業しました。当時より、妻が美顔や痩身などの美容の施術を専門に行っていたことから、私は「美容」という分野に関心を持つようになりました。

そして、「適応疾患の治療」「健康増進」という従来からの鍼灸の利用目的に、「美容」という新しい利用目的を加えることで、「健康」「治療」「美容」を3本柱とし、利用者の方々の需要に対して、幅広く総合的にお応えできる鍼灸を実践したいと考え、妻や同業者、美容外科医などの協力を得ながら、美容を目的とした鍼灸に関する研究と実践を積み重ねてきました。

そして、後に、『医道の日本臨時増刊号 美容と鍼灸』(医道の日本社　2006年8月)や『健康で美しくなる美容鍼灸』(BABジャパン　2008年5月)を通じて、その提唱を行いました。

美容という新しい鍼灸の利用目的に対する反響は予想以上に大きく、「美容鍼灸」という新しい用語も生まれました。しかし、私にとって、美容鍼灸とは、美容に終始する鍼灸ではなく、上記のような総合的な鍼灸を実現するための鍼灸の第三の実践形態です。

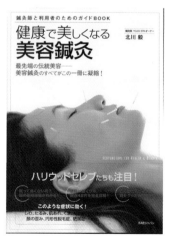

書籍『健康で美しくなる美容鍼灸』

そして、「美容」という新しい柱を構築できたことで、私の構想は実現することができ、「健康」「治療」「美容」を3本柱とした総合的な鍼灸は、現在では、「健康美容鍼灸」(Holistic Health Beauty Shinkyu) あるいは「総合鍼灸」(Total Shinkyu) として実践されています。

　このような経緯により、鍼灸の世界に新しく登場した「美容鍼灸」は、臨床家ばかりでなく、鍼灸師の養成施設からも注目されるようになり、学校教育のカリキュラムにも取り入れられるようになりました。

　現在では、多くの鍼灸師の養成施設において、何らかの形で、美容を目的とした鍼灸に関する専門教育が行われるようになっています。

　日本で初めて正式に美容目的の鍼灸に関する授業を実施したのは、三重県の鈴鹿医療科学大学です。本校では、

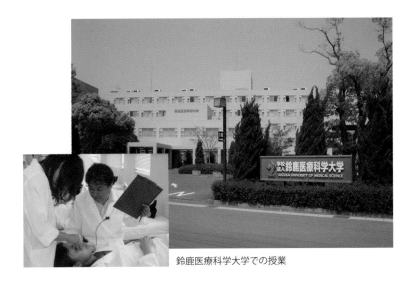

鈴鹿医療科学大学での授業

2007 年より、臨床鍼灸学の一環として、美容鍼灸学という科目が設置され、私が、その科目を担当する非常勤講師として招聘されました。

当時、私は開業鍼灸師でしたから、自分で臨床を実践することと、第三者に教えるということは、私にとっては全く次元の異なる仕事でした。例えば、臨床の現場においては、ある程度は、自分の経験や感覚に依存して仕事をすることができますが、教育の現場ではそれは成立しません。特に、大学や専門学校における専門教育は、大きな責任を伴う仕事であり、広く深い専門知識、明確な理論と根拠、高度な専門技術が求められることになります。

さらに、今日では、鍼灸の分野においても、明確な「エビデンス」が求められるようになっているため、以来、私は、美容鍼灸、特に、美容鍼のエビデンスを探求し続けてきました。

エビデンスに基づいた効果と作用機序を知ることで、美容鍼に対する考え方や施術の戦略と方法は変わってきます。

例えば、現状では、美容鍼を行っている多くの鍼灸師とその利用者の方々が、施術の前後（ビフォー・アフター）の変化に一喜一憂しています。しかし、美容鍼の重要な作用機序について知ることで、その本質的な効果は、施術の直後に見られるものではないということを、ご理解いただくことができるでしょう。

また、利用者の方々の身体的な負担を軽減することを目

的として、できる限り少ない本数の針を使用して、高い効果を上げようと努めている鍼灸師も少なくないようです。

　しかし、本書で解説する美容鍼の重要な効果は、少ない本数の針では、決して得られるものではありません。本書をご一読いただくことで、多数の刺針を行うことの効果と利点についても、ご理解いただけることでしょう。

　また、顔面部に対して刺針を行うことで、皮下出血が起こり、青あざが生じることを懸念する鍼灸師とその利用者の方々も少なくありません。しかし、皮下出血という現象は、実は、美容鍼の作用機序に大きく関与しています。ところが、その事実を知る鍼灸師は決して多くはないようです。

　したがって、皮下出血という現象についてより深く知ることで、美容鍼の作用機序と皮下出血の利点についても、正しくご理解いただくことができるでしょう。

美容鍼の効果の秘密
（美容鍼の２大メリット）

　美容鍼が盛んに行われるようになったのは、利用者がその高い効果を実感していることが最も大きな理由であると考えられます。

　鍼には、「痛そう」「恐い」というマイナスのイメージが

あることから、顔面部に針を刺す施術を躊躇される人は少なくないでしょう。しかし、一方では、実際に施術を受けた利用者の多くが、その効果の高さを実感しています。

　それでは、顔面部に針を刺すと、一体、どのような現象が起こるのでしょうか？　そして、どのような美容効果を得ることができるのでしょうか？

　顔面部への刺針による美容効果のメカニズムについては、最近まで、詳しいことが明らかになっていませんでしたが、皮膚が刺針によって生じる傷を修復する過程で、皮膚の状態が改善されていくのであろうことが、以前より指摘されていました。

　そして、この20年ほどの期間に、主として、西洋諸国における調査研究によって、顔面部への刺針による美容効果の作用機序が明らかにされてきました。

　皮膚に針を刺すことによって享受できる利点は、実は、美容業界の関係者たちが、ずっと追い求めてきたことそのものだったという、驚くべき事実が判明しているのです。

◆ 美容鍼の皮膚に対する２大メリット

　皮膚に針を刺すことには、二つの大きなメリットがあることが、近年の調査研究によって明らかにされています。

　一つは、皮膚の「経皮吸収」が劇的に向上するということです。経皮吸収とは、物質が皮膚を透過して体内に吸収されることです。

　皮膚は、その強固な構造によって、外部の様々な刺激か

ら体を保護する役割を果たしています。そのため、水分や化学物質などは、いずれも容易に皮膚を透過して体内に吸収されることはありません。

　美容液などの化粧品が、皮膚を透過して体内に吸収されるというのも迷信です。ところが、針を使用して皮膚に数多くの細かい穴を開けることで、皮膚の経皮吸収が大幅に向上することが、科学的な調査研究で明らかにされています。

　もう一つは、皮膚に数多くの傷を作ることで、自己治癒力により、その傷が修復される過程において、皮膚の中で「コラーゲン」（膠原線維）の産生が誘発されるということです。

　スキンケア製品などに含まれる有効成分を皮膚の表面から吸収させること、および、皮膚の弾力を維持しているコラーゲンを皮膚の中で増やすことは、ともに、美容業界が長い間追い求めてきた究極の課題でした。そして、これらの課題を達成することを目指して、多種多様な化粧品、サプリメント、美容機器などが開発されてきました。

　ところが、これらの課題は、いずれも「皮膚に針を刺す」というだけの極めて単純で原始的な方法によって、いとも容易に実現できるということが、近年の科学的、医学的調査研究によって明らかにされています。

　換言すれば、美容鍼は、理想的、究極的なスキンケアの方法であるということが、既に実証されているのです。

> 刺針による美容効果
> 　①経皮吸収の促進
> 　②コラーゲン産生の誘発

①経皮吸収の促進

　皮膚に数多くの針を刺して微細な穴を作ることで、皮膚を透過して吸収される物質の量が劇的に向上することが実証されています。

　皮膚の表面でバリア機能を果たしているのは、皮膚の最外層にある「角質層」と呼ばれる部位です。

　皮膚の角質層を、大きな「ポリ袋」にたとえてみましょう。実際に、皮膚の角質層は非常に薄く、ポリ袋ほどの厚さしかありません。また、角質層とポリ袋の構造は異なりますが、非常に強固な構造によって、水分や物質の透過を防ぐという機能については共通しています。

　大きなポリ袋を頭からすっぽりと被っていれば、雨に降られても体がぬれることはありませんが、このポリ袋に数多くの穴ができてしまうと、その防水機能は失われてしまいます。

　同様に、皮膚の角質層は「バリア機能」を持ち、水分や物質が外部から皮膚を透過して侵入するのを強固に防いでいます。そのため、いかに高価なスキンケア製品であって

も、皮膚のバリア機能をくぐり抜けて、体内に吸収される
ことはあり得ません。

　言い換えれば、残念ながら、いかに高価な美容液を皮膚
に塗っても、ポリ袋の表面に塗るのと同様で、美容液など
の化粧品によるスキンケアには、皮膚のバリア機能に起因
した絶対的な限界があるのです。

　一方、非常に微細な鍼灸針（以下、針）を皮膚に刺入し、
角質層に数多くの微細な穴を開けることで、物質が角質層
のバリアを破って体内に侵入する経路が作られ、物質の経
皮吸収率が、最大で 10,000 倍近くにまで大幅に向上する
ことが、調査研究によって実証されています。

　同時に、皮膚は、自己治癒力による「修復機能」を持っ
ているため、針によって作られた微細な穴は、数時間とい
う短時間で完全に修復され、皮膚のバリア機能も回復され
て感染を防ぎます。

　このように、針を使用して、皮膚に数多くの刺針を行う
ことで、非常に効率的で効果的に、皮膚に物質を透過させ
るための経路を作れることが判明しています。

　長い間、美容業界の専門家たちが追求してきた課題であ
る「経皮吸収の促進」という課題は、針という東洋の伝統
的で原始的な治療器具によって、容易に解決できるという
ことです。刺針による「経皮吸収の促進」に関する海外の
調査研究をいくつかご紹介しましょう。

　刺針による「経皮吸収の促進」に関する最初の科学的調査研究は、美容の分野ではなく、医療の分野における「ドラッグデリバリー（薬物送達）」に関する研究として行われました。

　1998 年、アメリカのセバスチャン・ヘンリー（Sebastien Henry）らは、「微細加工マイクロニードル：経皮ドラッグデリバリーへの新しいアプローチ」（Microfabricated Microneedles: A Novel Approach to Transdermal Drug Delivery）と題する研究論文を発表しました［巻末参考文献 1］。ドラッグデリバリーとは、薬物の投与形態を工夫することで、体内における薬物の効果を最大限に発揮させるための知識と手法です。

　現在、薬物投与は、主として、経口投与と注射によって行われていますが、薬物の特性や患者の体質や病態などの要因に起因して、対象とする薬物を、必要とされる部位に効果的に送達できない場合があります。この場合に、経皮吸収による薬物送達は、有望な代替手段であろうと考えられますが、皮膚のバリア機能が非常に強固なため、薬物の経皮吸収が多大な制限を受け、容易に体内に吸収させることはできません。

　そのため、この調査研究は、微細針の皮膚に対する刺入が、経皮吸収率をどの程度向上できるかどうかを検証する目的でデザインされ、皮膚のバリアを破るために、0.15mmの長さの微細針の集合体が作成されました。

　彼らは、この微細針の集合体を、10 秒間皮膚に刺した後に抜き、モデル試薬であるカルセイン（Calcein）の経

皮吸収率を計測しました。その結果は驚くべきもので、カルセインの吸収率は通常の 10,000 倍近くにも達したことが報告されました。

　皮膚に針を刺入して角質層のバリアを破ることで、経皮吸収が大幅に向上することが実証されたということです。

　2004 年、米国のコーミア M（Cormier M）らは、「コーティングされたマイクロニードルアレイパッチシステムを使用したデスモプレシンの経皮送達」(Transdermal delivery of desmopressin using a coated microneedle array patch system.) という論文を発表しました［2］。デスモプレシンとは、主として幼児の遺尿の治療に使用される合成ペプチドホルモンであり、幼児に対する日常的な使用では、注射による投与は適さず、また、経口投与では、送達の効率に制約がありました。

　そのため、この研究では、皮膚の障壁を軽減することを目的として、マイクロニードルのパッチを使用し、経皮的にデスモプレシンを投与する可能性について調査されました。

　2 ㎠のパッチのマイクロニードルの先端をデスモプレシンの固体コーティングで覆い、モルモットの毛のない皮膚に 5 分もしくは 15 分間貼った結果、薬理学的に適切な量のデスモプレシンが 5 分後に送達されました。

　そして、このような結果は、マイクロニードルによるデスモプレシンの経皮送達が、投与経路の安全かつ効率的な代替手段であることを示唆しました。

　上記のように、これらの研究は、ドラッグデリバリーに関する研究であり、針の美容効果に関する研究ではありません。しかし、ドラッグデリバリーに関する知識と技術は、治療薬ばかりでなく、予防薬、診断薬、化粧品の送達にも応用できることから、皮膚に対する微細針の刺入による「経皮吸収の促進」という効果は、西洋諸国では、美容の分野においても高い関心を集める結果となりました。

　一方、私の知る限り、東洋医学の分野では、鍼の施術がドラッグデリバリーを目的として行われた事実は存在しません。そのため、この研究成果は、医学の領域において、鍼の新しい可能性を示唆したものと言えるでしょう。

　ただし、使用される物質によって、向上する吸収率は異なる可能性がありますし、傷からの出血や滲出で、皮膚の内側から外側への体液の流出もあることから、今後のさらなる詳細な調査研究が行われることが望まれます。

　経皮吸収の促進という課題は、美容業界が長年追い求めてきた大きな課題です。

　しかし、私自身は、経皮吸収を促進することによって起こりえる現象は、単純に利点ばかりがあるものとは考えていません。神が創造された人間の体には、生命活動を維持するために必要な非常に緻密な構造と機能が備わっています。そして、皮膚のバリア機能もその一つです。

　それでは、なぜ、皮膚の角質層は強固なバリア機能を果たしているのでしょう。水分、化学物質、細菌やウイルスなどの微生物が容易に皮膚を透過して体内に侵入すること

には、相応に大きなリスクがあり、それらのリスクから体を保護する必要があるからではないでしょうか。

近年では、成分をナノサイズの微小粒子に加工した「ナノテク化粧品」と呼ばれる化粧品も開発されるようになりましたが、一方では、その危険性が指摘されています。

例えば、スキンケア製品の経皮吸収が促進された場合に、経皮吸収されるのは、その有効成分ばかりではなく、防腐剤などが含まれている場合には、そのような物質も同時に吸収されてしまう可能性があります。

また、仮に有効成分が皮膚を透過した場合にも、皮膚の免疫機能が、それを異物として判断した場合には、皮膚は吸収ではなく、反対に排除することに働くばかりでなく、不測の健康被害を被る可能性も考えられます。

私たちが、見ず知らずの人を家の中に入れてしまった場合に、良いことが起こる場合もあるでしょうが、悪いことが起こる可能性も高く、その場合には、不測の被害を受けたり、排除することが必要となるのと同様です。

そのため、皮膚は、何重にも及ぶ複雑で緻密な構造と機能によって、体の外部と内部を明確に区分し、いかなる物質であっても、容易に体内に侵入することを防ぐ働きを果たしているのです。

②コラーゲン産生の誘発

　皮膚への刺針によるコラーゲン誘発は、多種多様の生物学的物質が関与しながら、極めて複雑な機序によって行われます。

　針が皮膚の真皮層の深度に刺入されると、針によって真皮層が損傷され、「マイクロトラウマ」（micro trauma）と呼ばれる微小外傷が生じます。このマイクロトラウマは、「創傷治癒反応」（wound healing response）と呼ばれる生体反応を引き起こし、創傷を修復するために、多種多様な細胞が損傷を受けた局所に遊走します。

　この過程において、古くなって配列が乱れてしまったコラーゲンが破壊され、新しいコラーゲンが産生されていきます。そして、数ヶ月後には、完全に新しいコラーゲンとエラスチンの「細胞外マトリックス」（extracellular matrix）が構築されます。

　この新しいマトリックスは、しわ、傷痕、その他の美容上の問題を改善し、皮膚の構造を再構築して、薄くなってしまった皮膚に厚みを与えます。特筆すべきことは、この創傷治癒の過程では、新しいコラーゲンの産生が誘発されるだけでなく、古いコラーゲンが破壊されるということです。

　皮膚に対する刺針は、このようにして、新しいコラーゲンとエラスチンによる細胞外マトリックスを形成させることで、皮膚の若返りに効果を発揮します。

◆ 美容鍼とマイクロニードリング

　日本において、美容鍼が盛んに行われるようになって
10年余りになりましたが、奇遇なことに、この10年ほど
の間に、ヨーロッパ、アメリカ、オーストラリアなどの西
洋諸国では、「マイクロニードリング」(micro needling)
と呼ばれる針を使用した美容目的の施術が盛んに行われる
ようになりました。

　マイクロニードリングは、別名で「スキンニードリング」
と呼ばれる場合もありますが、マイクロニードリングとス
キンニードリングの意味は同じです。

　マイクロニードリングとは、文字通り「微細針の刺針」
という意味で、マイクロニードリングの施術に使用される
微細針は、サイズの違いなどはありますが、構造的にも機
能的にも、私たちが鍼の施術に使用している鍼灸針に類す
るものです。

　また、マイクロニードリングの施術も、針を体表から体
内に刺入するもので、本質的には、東洋で行われてきた鍼
の施術と同様です。そして、実際にも、西洋諸国では、マ
イクロニードリングは、傷跡や小じわを改善することを目
的として、東洋の鍼の施術を応用して考案されたものであ
ると認識されています。マイクロニードリングは、現代の
西洋において進化した「西洋の美容鍼」と呼ぶこともでき
るでしょう。

　東洋の鍼の施術と異なるマイクロニードリングの特徴

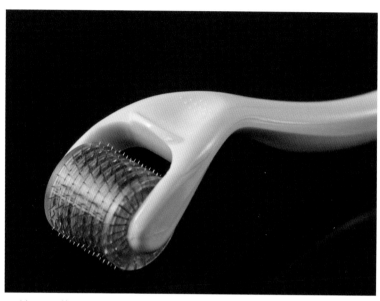

マイクロニードル・ローラー

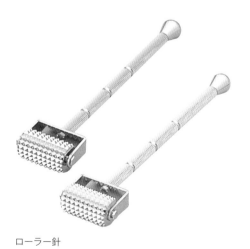

ローラー針

は、「マイクロニードル・ローラー」と呼ばれる独自の施術器具が使用されることです。マイクロニードル・ローラーとは、ローラーの部分に200本程度の極微針が密集した状態で装着されている施術器具で、皮膚に対して、一定の深度で数多くの針を刺入できるように設計されています。

　これに類似するものとして、日本には、「ローラー針」と呼ばれる器具がありますが、ローラー針は、皮膚に接触刺激を与えることを目的とした突起のあるローラーであり、ローラー部分に針は装着されていません。

　一方、マイクロニードル・ローラーには、ローラー部分に極めて多数の極微針が装着されており、単体の鍼灸針と比較すると、皮膚に対して、短時間で圧倒的に多数の刺創を作ることができます。

　マイクロニードル・ローラーは、別名で「ダーマローラー」とも呼ばれていますが、アメリカとオーストラリアでは、ある企業が、この名称で商標を取得したために、現在では、一般的な用語としては使用できなくなっているということです。

　一方、日本では、むしろ、ダーマローラーと呼ばれる場合が多く、ダーマローラーを使用したマイクロニードリングの施術は、鍼灸院ではなく、美容外科、美容皮膚科の診療所で行われています。

　近年、西洋諸国において、このマイクロニードリングの調査研究が進んだことで、結果として、皮膚に針を刺すことによる驚くべき美容効果が次々と実証されました。

　美容目的のマイクロニードリングの施術は、皮膚に多数の刺創を作ることで、創傷治癒反応を引き起こし、コラーゲンの産生を誘発することを目的として行われることから、「コラーゲン誘導療法」（collagen induction therapy : CIT 以下 CIT）と呼ばれています。

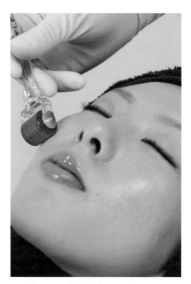

マイクロニードリングの施術

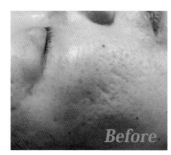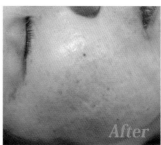

マイクロニードリング＆レチノール外用の施術前後（聖心美容クリニック症例）

美容外科、美容皮膚科などの美容医療の現場で行われる施術は、元来、医療行為として確立され、後に美容目的の施術に応用されるようになったものが少なくありません。

　例えば、「ボトックス注射」は、ボトックスという筋弛緩剤を注射するもので、美容医療の分野では、しわの改善やリフトアップを目的として使用されていますが、もともとは、痙性斜頸、眼瞼痙攣などの痙縮や痙攣を伴う疾患の治療として行われてきたものです。

　また、「PRP療法」（多血小板血漿療法）は、血液中の血小板に含まれる成長因子の働きを利用する目的で、自身の血小板を抽出して高濃度に濃縮し、目的とする部位に注射するものです。美容医療の分野では、目の周りや目の下のたるみ、小じわ、ほうれい線などの改善を目的として行われていますが、もともとは、アスリートのスポーツ外傷や加齢に伴う膝関節症などの治療として、再生医療の分野において行われてきたものです。

　同様に、現在、美容の分野で盛んに行われるようになったマイクロニードリングによるCITも、その起源は、東洋の伝統医学における主要な治療法である「鍼治療」です。

　美顔鍼の施術は、皮膚ばかりでなく、経穴や表情筋も対象として行われますが、本書では、エビデンスに基づく鍼の刺入による皮膚に対する美容効果に関する解説を行います。

◆ コラーゲン産生の誘発に関する研究

　創傷治癒という視点から、最初に皮膚に針を刺すことの利点に着目したのは、アメリカのノーマン・オレントライヒ博士とデイビッド・S・オレントライヒ博士でした。

　ノーマン・オレントライヒ博士は、化粧品の高級ブランドである「エスティローダー」の中でも、最高峰のスキンケアブランドである「クリニークスキンケア」の製品ラインを手がけた人物であり、米国皮膚科学会の初代会長を務めたことでも知られています。また、デイビッド・S・オレントライヒ博士は、ノーマン博士のご子息です。

　1995 年、彼らは「陥凹性瘢痕としわに対する無切開皮下手術（サブシジョン）による治療」(Subcutaneous Incisionless (Subcision) Surgery for the Correction of Depressed Scars and Wrinkles) という研究論文を発表しました［3］。

　この研究では、マイクロニードルではなく、専用に作成された剥離子や三面式の注射針が使用されたということです。

　彼らは、皮膚の表面を切開することなく、傷跡に隣接した部位から陥凹性瘢痕（傷痕）やしわの皮下に向けてこの注射針を刺入し、その注射針を操作して、意図的に傷跡の下に創傷を作りました。

　そして、彼らは、この皮膚の表面の切開を伴わない小規模な外科的処置を「サブシジョン」(Subcision) と名

付けました。Subcisionとは、皮下切開（Subcutaneous Incision）からの彼らによる造語ですが、残念ながら、この造語は一般的な用語としては定着しませんでした。

　しかし、オレントライヒ博士らのこの調査研究は、この小規模な外科的処置によって意図的に作られた皮膚の創傷が、通常の創傷治癒反応と同様の反応を引き起こし、結果として、傷跡の外見を改善することを明らかにしました。

　この研究に使用された針は、鍼灸針やマイクロニードルではなく注射針でしたが、陥凹性瘢痕やしわのある部位の下の皮膚に対して、意図的に創傷を作ることで、創傷治癒反応が引き起こされ、コラーゲンの産生を誘発しながら新しい結合組織を形成して皮膚の陥凹を持ち上げ、陥凹性瘢痕やしわの改善に効果を発揮することが実証されました。

　そのため、オレントライヒ博士らによるこの論文は、現在でも、美容目的の針の使用に関する最初の研究報告であり、コラーゲン誘導療法に関する最初の科学的エビデンスを記録した研究論文として認知されています。

　この研究においてサブシジョンと呼ばれた外科的処置は、中国で古来より傷痕や吹き出物の治療として行われてきた「囲刺」と呼ばれる鍼治療の技法に酷似しています。

　この技法は、傷痕や吹き出物などを改善することを目的として、患部の皮下に向けて鍼灸針を多方向から刺入する手法ですが、サブシジョンでは、剥離子や注射針の刃の部分で、皮膚に生じた瘢痕を小規模に切断して浮かせることによる効果も考えられることから、囲刺と全く同じ手法で

あるとは言えません。

　しかし、他方では、オレントライヒ博士らによる研究成果は、中国の伝統的な鍼の技法を、一定程度において、エビデンスをもって裏付ける結果にもなったと言えるでしょう。そして、傷跡の皮下に対する針の刺入が、傷跡の改善に対して有効であることを示唆しています。

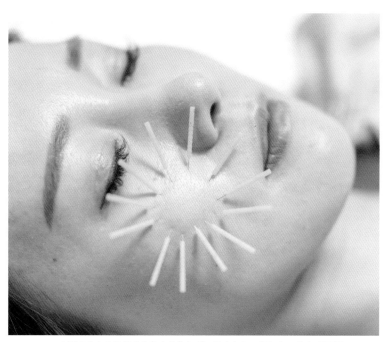

中国で古来より傷痕や吹き出物などの治療として行われてきた「囲刺」

◆ 手術痕に対する鍼治療の症例

　一般社団法人健康美容鍼灸協会の主催により、私が講師を務める講習会の受講者からも、手術痕に対する鍼治療の症例が報告されていますのでご紹介します。

　乳がんの手術跡に対して、鍼灸針を使用して多数の刺針を行ったところ、手術跡の外見が改善されたという沢田昌子氏（沢田治療院院長　元神奈川県鍼灸マッサージ師会副会長）による症例の報告です。

症例〈乳がん手術痕に対する鍼〉

　ここでお伝えするオペ痕に対する鍼治療については、整形外科、形成外科、乳腺外科の分野で、より積極的に活用できるものと考えます。この乳がん手術痕へはセイリン製ディスポーザブルタイプの短針「Dタイプ」を使用しました。

【患者】
　71歳　女性
【身体所見】
　身長157cm、体重58kg
【主訴】
　乳がん切除手術後における胸部の締め付けられるような重さ、痛み、違和感。

【現病歴】

　2009年10月1日、左乳房、乳頭部の乳がんを切除。15cmと7cm、上下2本の手術創。リンパ節切除なし。

【既往歴】

　盲腸炎、帝王切開による出産、子宮筋腫手術。

【施術内容】

　鍼灸マッサージの施術は以前から行っていたが、退院後、消毒等傷の治療が終わった頃から左胸が締め付けられて重く、心臓が苦しい感じがするという訴え。創の両側の盛り上がって硬い部位3箇所に、3番の短針Dタイプを置針する。15分の置針で締め付けられる感じと痛みが消失する。

【経過】

　以後、週1～2回症状がある時だけ置針。2010年6月、上下2本の創のうち盛り上がりの強かった上の創はなだらかになり、下の創はほとんど目立たなくなった。6月30日の検診で主治医から「申し分のない回復です」といわれた。

【施術効果に関する考察】

　盲腸炎、子宮筋腫等腹部の手術痕に対しての施術は以前から行っていましたが、今回は新しい創への対処が迫られました。

　それまでリンパマッサージについては「リンパ節を取っていなくても、鍼治療は行わないほうがよい」と言われ

ていました。しかし、整形外科に勤務した経験を持つ鍼灸師と医科大学で鍼灸治療をされている先生の「リンパ節を取っていないのでしょ。それなら大丈夫です」という助言に従い、置針する針の数を増やして行いました。必要に迫られた施術でしたが、主訴を取り除くことができ、手術創とその周辺組織の回復にも効果が見られました。鍼の刺針において美容鍼灸の「二指推鍼法」が硬い組織の刺入に非常に役立ったといえるでしょう。

　はじめは手術痕を見るのも辛いとおっしゃっていたKさんでしたが、今年になって「もし写真を撮らせていただけたら……」とお願いしたところ、「もちろんいいわよ！誰かの役に立つのだから」と撮影を許可してくださいました。心から感謝しています。

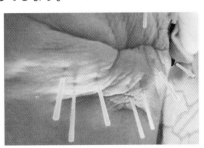

2010年1月15日

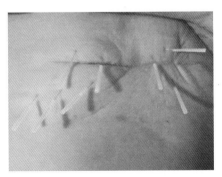

2010年5月23日

◆ マイクロニードリングと コラーゲン誘導療法

　南アフリカ共和国の形成外科医であったデスモンド・フェルナンデス博士（Desmond Fernandes MD.）は、コラーゲン産生を誘発する目的でスタンプ式の針を創案し、外科診療の治療器具として使用しました。

　1996 年、彼は、台北で開催された国際美容外科学会（International Society of Aesthetic Plastic Surgery / ISAPS）の学術大会において、「上唇のしわの治療」（Upper lip line treatment）という微細針の美容効果を主題とした論文を発表し、自身で考案したスタンプ式の針を披露しました［4］。

　ここでも、また奇遇なことには、彼が考案したスタンプ式の針は、何百年もの間、中国の伝統医学において、傷痕の治療などに用いられてきた「梅花針」と呼ばれる治療器具に、基本設計と使用目的が共通しています。

　フェルナンデス博士は、当初は、3 mm の長さの針を使用していましたが、比較的に強い痛みを伴い、出血も多かったことから、後には、より細い針の使用を試みました。そして、2005 年、彼は「低侵襲の経皮コラーゲン誘導」（Minimally invasive percutaneous collagen induction）という論文を発表し、「経皮的コラーゲン誘導」（percutaneous collagen induction : PCI）を提唱し［5］、後に、それは「コラーゲン誘導療法」（collagen

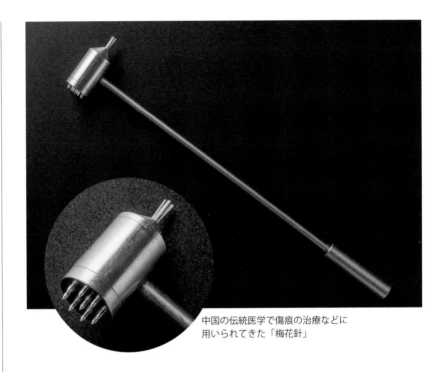

中国の伝統医学で傷痕の治療などに
用いられてきた「梅花針」

induction therapy：CIT）と呼ばれるようになりました。

　フェルナンデス博士は、この研究に、多数の微細針が埋め込まれたローラーを使用しました。

　誰がマイクロニードル・ローラーを最初に創案したのかということには諸説ありますが、70本のマイクロニードルが取り付けたれたフェルナンデス博士の初期モデルが、最初のマイクロニードル・ローラーであるという説が有力です。そして、フェルナンデス博士は、現在でも、CITの提唱者として、世界中で認知されています。

　2008 年には、フェルナンデス博士らは、小じわ、皮膚のたるみ、傷痕、ストレッチマークのある 480 名の患者を対象としたコラーゲン誘発療法に関するレトロスペクティブ分析を行い、「経皮的コラーゲン誘導療法：瘢痕、しわ、皮膚のたるみに対する代替治療」(Percutaneous Collagen Induction Therapy: An Alternative Treatment for Scars, Wrinkles, and Skin Laxity）という論文を発表しました［6］。

　この論文によれば、患者らは、施術前と比較して、平均で 60％〜 80％の改善を示しました。そして、このうちの 20 名の患者に対して組織学的検査が行われ、施術後 6 ヶ月において、コラーゲンとエラスチンの大幅な増加を示し、表皮の有棘層に 40％の肥厚が観察されました。

　また、この研究では、1 mm の長さの針でも、3 mm の針と同様の治療効果を得ることができ、施術に伴う腫れや痛みも少ないことが明らかにされました。

　レーザーや皮膚の強制剥離による施術でも、瘢痕や老化した皮膚組織に損傷を与えることで、新しい皮膚の再構築を促進することはできます。しかし、これらの施術は、一定の侵襲性を伴うことから、治癒時間の長期化、真皮の線維化、色素沈着、光感受性の増加などのリスクも伴うことにもなります。

　一方、フェルナンデス博士が提唱した CIT は、皮膚や皮下組織に過剰な損傷を与えることなく、穏やかな創傷治癒反応を引き起こすことを可能としました。

ドイツの M.C. Aust らは、ラットモデルによる PCI（percutaneous collagen induction：経皮的コラーゲン誘導）に関する研究を行い、2011 年に「瘢痕形成に替わる経皮的コラーゲン誘導再生？」（percutaneous collagen induction-regeneration in place of cicatrisation?）という論文を発表しました［7］。

　この研究では、表皮および真皮の変化が組織学および免疫蛍光測定法（immunofluorescence）により観察され、遺伝子発現の変化が、血管内皮成長因子（VEGF）、線維芽細胞成長因子（FGF）、表皮成長因子（EGF）などのサイトカイン、I 型および III 型コラーゲンなどの細胞外マトリックス分子のアレイ解析（array analysis）によって測定されました。

　その結果、表皮の厚さが 140％に増加したことが示され、I 型コラーゲン、グリコサミノグリカン、および、VEGF、EGF、FGF7 などの成長因子の遺伝子およびタンパク質発現の増加が観察されました。

　また、コラーゲン線維束の数と厚さが増加したことも観察され、この研究結果は、フェルナンデス博士らによる CIT のエビデンスを、ラットによる生体内研究によって裏付け、さらに、PCI の作用機序の一部を解明しました。

　フェルナンデス博士らが、最初に CIT に関する研究論文を発表したのは 2005 年のことであり、私が『医道の日本臨時増刊号 美容と鍼灸』（医道の日本社）において、最

初に美容鍼灸の提唱を行ったのが2006年のことですから、西洋諸国においてCITが注目され始めた時期と、日本において美容鍼灸が注目され始めた時期とは、ほぼ時期を同じくしています。

　フェルナンデス博士らによる一連の研究とその成果の発表により、西洋諸国では、マイクロニードリングを使用したCITの科学的研究に大きな弾みがつき、製薬業界と化粧品業界の双方において、大規模な研究予算によって広く研究されるようになりました。

　そして、2000年代に入ると、CITはさらに高い注目と関心を集めるようになり、現在、西洋諸国では美容の施術の主流とまでになっています。

　このような状況から、針を使用した美容目的の施術については、私は、日本国内よりも、むしろ西洋諸国の動向に注視して情報を収集してきました。

　また、美容外科や美容皮膚科などに携わる医師の先生方から「美容医療」に関する知識をご教授いただきながら、エビデンスに基づいた皮膚の創傷治癒反応やCITの原理に基づく独自の美容鍼の手法を確立してきました。私たちが、美顔鍼の施術に多数の針を使用しているのは、CITの原理に基づいていることが理由です。

　そして、このような経緯から、「鍼によるCIT」という意味で、私たちは、私たち独自の美容鍼の手法を「コラーゲン誘発鍼」と呼んでいます。コラーゲン誘発鍼を英語の名称を頭文字で表記すると「CIA」となり、アメリカの中

央情報局（Central Intelligence Agency）と同じ表記になってしまいますが、この場合は、"collagen induction acupuncture" の頭文字となります。

また、"induction" という英語の言葉には、「誘導」と「誘発」という意味があり、CIT は、日本では、一般的に「コラーゲン誘導療法」と訳されています。しかし、私は、創傷治癒反応において、コラーゲンは「誘導」よりも、むしろ「誘発」によって産生されていると表現するほうが適切であると考えており、"collagen induction" を「コラーゲン誘発」と訳しています。

そして、私たちは、「コラーゲン誘発鍼」（以下 CIA）を、私たちの美容鍼灸の手法の一つとして位置付けています。

CIT （**collagen induction therapy**）
　　→コラーゲン誘導療法

CIA （**collagen induction acupuncture**）
　　→コラーゲン誘発鍼

第 2 章

皮膚の
機能と構造

皮膚の機能

　なぜ、皮膚に針を刺すと、素晴らしい美容効果を得ることができるのでしょうか？　それを知るためには、美容鍼の施術の対象となる皮膚の機能と構造に関する理解を深めることが必要です。

　そして、それは美容鍼の効果に限らず、様々な美容法や化粧品の効能効果を理解する上でも、セルフケアとしてのスキンケアを行う上でも不可欠です。

　皮膚には、外部環境からの体の保護、体温調節、触覚・圧覚・痛覚・温度覚を感知するなどの働きがあります。

　私たちの体が、細菌やウイルスなどの侵入から守られていたり、一定の体温を保つことができたり、また、暑い、寒い、痛いなどの感覚を感じることができるのは、皮膚という組織の働きのおかげです。

皮膚の主要な働き

　①水分の喪失と透過の防止

　②体温調節

　③知覚機能

　④微生物、化学物質、紫外線からの防御

　⑤排泄機能

◆ ①水分の喪失と透過の防止

　皮膚の最外層である角質層は、非常に強固な構造により、水分が皮膚を透過して体内に浸透するのを防いでいます。

　角質層の表面では、汗腺から分泌される汗と皮脂腺から分泌される皮脂が混ざり合うことで皮脂膜が作られ、皮脂膜は角質層を守る働きを果たしています。

　また、皮脂膜は体が乾燥しないよう、皮膚や体の水分が過剰に蒸散するのを抑制し、水分保持機能を果たします。

　皮膚のなめらかさや柔軟性は、皮脂・天然保湿因子(NMF)・角質細胞間・脂質の三つの因子によって保持されています。

◆ ②体温調節

　皮膚は、体の外部の温度変化に対して温度調節を行うことで、体内の温度を一定に保っています。

　体温調節は、発汗と血管の働きによってコントロールされています。外部の温度が高い時には、汗腺が開いて汗が分泌され、熱を放散させることで体温の上昇を防ぎます。

　一方、外部の温度が低い時には、毛孔からの体温の放出を防ぎ、血管を収縮させて熱放出を抑制します。

◆ ③知覚機能

　皮膚は知覚機能を持った感覚器であり、外部からの刺激

を脳に伝達する作用を持っています。

　知覚には「温覚」「冷覚」「痛覚」「深部知覚」「触覚」の
五つがあります。

◆ ④微生物、化学物質、紫外線からの防御

　皮脂膜は、常に pH 4〜6 の弱酸性の状態に保たれてお
り、細菌やウイルスなどの微生物の繁殖や化学物質の侵入
がしにくい環境が作られています。

　また、皮脂膜は酸性やアルカリ性の液体が皮膚に付着し

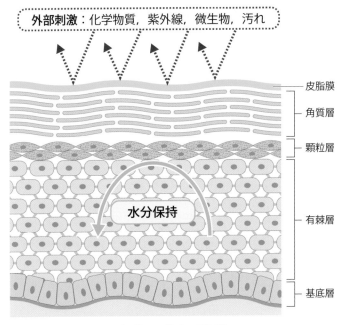

皮膚のバリア機能

ても、一定時間に弱酸性に戻る pH 調節作用を持ちます。

　表皮にはランゲルハンス細胞という免疫細胞が存在し、体内に入ってきた物質が異物かどうかを判別し、異物と判別した場合にはそれを排除する働きを果たしています。

　一方、表皮には、メラノサイト（色素細胞）が存在し、紫外線の刺激により、メラノサイトが活性化されると、周囲の皮膚にメラニン色素が産生され、紫外線を吸収して皮膚を守ります。

◆ ⑤排泄機能

　皮膚の汗腺からは汗が分泌されます。その成分として、水分・食塩・尿素・乳酸が皮膚の表面に排泄されます。

　また皮膚表面からは水分が蒸泄されるとともに、古くなった角質が剥がれ、垢となって体外に放出されます。

皮膚の構造

　人間の皮膚は、人体最大の臓器であり、成人で、その重さは約 9 kg、面積は約 1.6㎡で、畳 1 枚分ほどの面積があります。

　皮膚は、皮下組織と呼ばれる脂肪層を覆う表皮と真皮の

二つの層からできています。そして、表皮と真皮の２層構造は、さらに複数の層からできています。

　表皮と真皮に、皮下組織、そして、毛器管、汗腺、脂腺、爪の皮膚付属器の四つの組織を含めて皮膚という場合もあります。

◆ 表皮の構造

　表皮の厚さは約0.1〜0.2mmですが、深い部分より順に、基底層・有棘層・顆粒層・角質層という４層の表皮

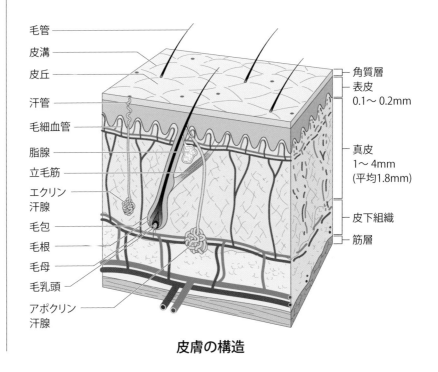

毛管
皮溝
皮丘
汗管
毛細血管
脂腺
立毛筋
エクリン汗腺
毛包
毛根
毛母
毛乳頭
アポクリン汗腺

角質層
表皮
0.1〜0.2mm
真皮
1〜4mm
（平均1.8mm）
皮下組織
筋層

皮膚の構造

細胞で構成されています。つまり、表皮の厚さは、1mm
の10分の1程度に過ぎず、それが4層構造にもなってい
るのです。

　表皮は、主に、ケラチノサイト（角化細胞）という細胞
からできていて、このケラチノサイトが分裂すると、最も
内部にある基底層から、より表面の層に移動し、一番外側
の角質層に到達すると、垢となって外部へ放出されます。

　例えば、入浴時に体を洗うと垢が発生しますが、これは、
角質層に達したケラチノサイトが剝がれ落ちたのです。

　この代謝のプロセスは、「ターンオーバー」と呼ばれ、
通常では、表皮は28日の周期で再生を繰り返しています。

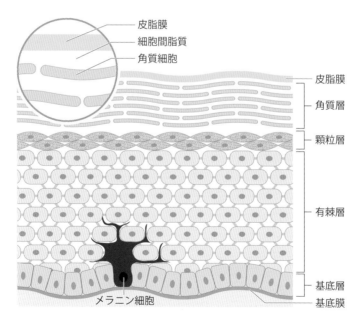

表皮の構造

①基底層（basal cell layer）

　表皮の最も深層にあるのが基底層で、基底膜によって真皮と隔絶されています。

　基底膜はケラチノサイト（角化細胞）に分化する幹細胞を含む1層の基底細胞からできていて、表皮と真皮の結合部になっています。基底細胞は、真皮の毛細血管から酸素や栄養素を補給して分裂します。

　このように基底層は、皮膚のターンオーバーのスタート地点であり、傷を修復する創傷治癒の過程において重要な役割を果たしています。

　基底細胞の分裂とケラチノサイトの産生は、昼間より夜間のほうが活発に行われるとされています。そのため、睡眠は美容にとって非常に大切なことです。

②有棘層（stratum spinosum）

　有棘層は、5〜10層の細胞が並ぶ多層構造で、表皮の大部分を占めています。

　有棘細胞上層ではセラミドが合成されます。有棘層の細胞は、基底層から押し上げられてきたケラチノサイトが変化したものであり、表面に多数の小さな棘状の突起が見られることから、有棘細胞と呼ばれています。有棘層にはリンパ液が流れていて、知覚神経もあります。

　ケラチノサイトの 角質化は、この有棘層で始まります。皮膚に針を刺した後に、表皮が肥厚する現象はこの層で起

こります。

　有棘層にはランゲルハンス細胞という免疫細胞があり、体内に入ってきた物質が異物なのかそうではないのかを判別しています。そして、異物と判別した場合は体外に排除する働きを果たします。

③顆粒層（granular layer / stratum granulosum）

　ケラチノサイトが、有棘層からさらに分化した層のことで、２〜５層の極めて薄い構造で、ケラトヒアリン顆粒と呼ばれる細胞が見られることから、顆粒層と呼ばれています。

　しかし、実際には、このケラトヒアリン顆粒は顆粒状ではなく、形も大きさも様々で、角質層に近づくにつれて、徐々に扁平な形態となります。

　顆粒層は、旺盛な細胞分裂と代謝を繰り返す深層（基底層・有棘層）と死細胞からなる表層（角質層）の間に介在し、ケラチノサイトが死んで角質となる過程は、この顆粒層で行われています。

　そして、このようにケラチノサイトが死滅していくのは、遺伝的にプログラムされた秩序正しい細胞死であり、アポトーシスと呼ばれています。古い細胞がなくならなければ、皮膚は新しい細胞に置き換わることができません。そのため、基底層で生まれたケラチノサイトは、有棘細胞 → 顆粒細胞 → 角質細胞と変化を遂げながら、最終的には死滅して新しい細胞に置き換えられるのです。

顆粒層のケラチナサイトは、表皮の表面に近づくにつれて変性を始め、死滅する時に、ケラチンや層板顆粒を合成するようにプログラムされています。

顆粒層は紫外線を吸収して体内を保護する役割も果たしています。

④角質層（stratum comeum）

角質層は、皮膚の最外層の細胞層で、基底層で生まれたケラチノサイトが最終的な変化を遂げて死滅した角質細胞から構成される層です。

角質層には人間の生体内外の境界としての重要な役割があります。一つは体内からの水分などの体液成分などが体外へ逃げるのを防ぐ役割であり、もう一つは外部からの細菌、化学物質、紫外線などの侵入を防ぐ役割です。このような角質層の働きをバリア機能と呼びます。

角質層の厚さは平均約 0.02mm で、約 10 ～ 25 層の扁平で不定形なうろこ状の角質細胞が、互いに重なり合って薄膜状構造を形成しています。

角質化した角質細胞は硬くて抵抗性を持ち、角質細胞の隙間は、細胞間脂質で埋められていて、ラメラ構造と呼ばれるレンガ（角質細胞）とセメント（細胞間脂質）のような構造になっています。

角質層の厚さは 1mm の 200 分の 1 程度で、食品包装用のラップフィルムほどの厚さしかありませんが、強固なラメラ構造によって、皮膚のバリア機能やラップフィルム

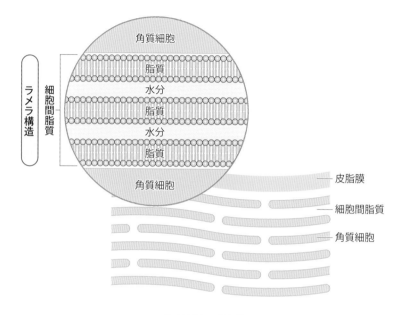

角質細胞
脂質
水分
脂質
水分
脂質
角質細胞

ラメラ構造
細胞間脂質

皮脂膜
細胞間脂質
角質細胞

角質層の構造

並みの水分保持機能を果たしています。

角質層のバリア機能

　角質層は、優れた保湿性と吸水性を持っています。角質層の表層は、正常な状態では約20〜30％の水分を含んでいますが、湿度や角層の健康状態によって大きく変動しています。

　人間の体の内部は、約70％が水分ですから、体の最も外側にある皮膚の角質層は、非常に乾燥した状態で維持されるということです。角層の深部は体の内部と同じ程度の

水分を含んでいますが、表層に向かうにつれて徐々に減少して約20〜30％となります。

　角質細胞の中にあるNMF（天然保湿因子）には水分を保つ働きがあり、角質内部の水分を保持しています。肌の潤い、ツヤ、ハリなどが良好な状態は、表皮の最も表面にある角質層の働きが正常である場合に成り立ちます。

　角質層は外的刺激から皮膚を守るバリアの役割を果たしており、絶えず外的刺激から皮膚を守っています。

　角質層の表面には、汗腺から分泌される汗と皮脂腺から分泌される皮脂が程良く混ざった皮脂膜があります。皮脂膜が角質層を守っています。

　新しい細胞が生まれてから角質層の細胞はすでに細胞核が失われており、死滅した細胞が積み重なっている状態です。

①細菌や有害物質からの防衛

　皮膚を透過して、細菌や有害物質などの体内への侵入を防ぐ。

②水分の体内浸透の防御

　水分が皮膚を透過して体内に浸透するのを防ぐ。また反対に、体が乾燥しないように、皮膚や体の水分が体外に過剰に蒸散するのを防ぐ。

③紫外線からの防御

紫外線からの防御、抗酸化の働きを果たす。

角質層は、手洗い、入浴、運動などによって毎日剥がれています。表皮の最外層である角質層の表面では、役割を果たして古くなった角質細胞が脱落を繰り返し、垢となって体外に放出されていきます。

顆粒細胞が角質細胞になり、さらに垢となって脱落するまでは、約2週間かかるとされており、この周期は、ターンオーバーと呼ばれています。

一方、基底細胞から顆粒細胞までのターンオーバーの周期は約4週間であり、表皮全体のターンオーバーには約6

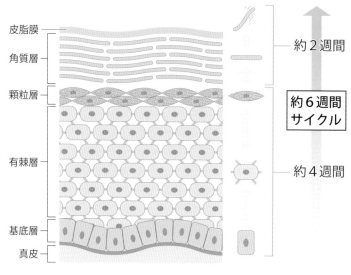

皮膚のターンオーバー

週間かかります。

　基底層では、死滅して脱落した細胞を補充するために、細胞分裂によって新しい細胞が産生され、有棘細胞、顆粒細胞を経て、常に新しい角質細胞が供給され、皮膚の自己複製が実現されています。

◆ 真皮の構造

　真皮は、表皮の内側にあって皮膚の大部分を占める皮膚の本体ともいえる部分です。

　薄い表皮と比べると、真皮の厚さは、部位などによって異なりますが、約1〜4mm（平均で1.8mm）の厚さがあり、表皮とは基底膜によって隔てられています。

　真皮は、細胞成分と細胞外マトリックスから構成される「結合組織」であり、乳頭層と網状層の複層構造で構成されています。

　結合組織とは、体の様々な組織や器官をつないで支えたり、隙間を埋めたりする役割を果たしている組織のことです。

　一方、細胞外マトリックスは、線維成分と基質から構成され、線維成分にはコラーゲン線維（膠原線維）とエラスチン線維（弾性線維）があります。

　その間にヒアルロン酸などの高分子系保水成分による基質が存在し、水分をたっぷり含んだスポンジのような構造で、皮膚の弾力性を保持しています。

　そして、これら真皮の構成成分を産生しているのが「線

維芽細胞」です。

　真皮の細胞外マトリックスは、大部分の70％以上をコ
ラーゲン線維が占めています。コラーゲン線維はナイロン
の釣糸のように丈夫な特性によって皮膚に耐久性を与え、
エラスチン線維はゴムひものように伸縮する特性によって
皮膚に弾力性を与えています。
　そして、コラーゲン線維とエラスチン線維が組み合わさ
ることで、皮膚は耐久性、伸展性、弾力性を維持しています。
　一方、細胞成分で主要な役割を果たしているのは線維芽
細胞で、新しい線維成分と基質を作り出しています。

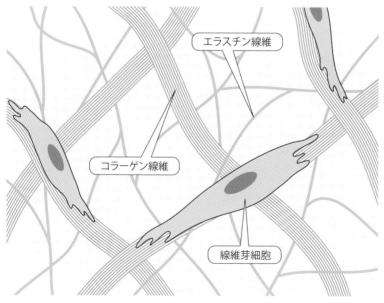

真皮の構成要素

さらに、真皮には、毛細血管、リンパ管、神経、毛包、分泌腺、汗腺、皮脂腺が存在し、表皮に栄養を与えたり、表皮からの情報を受け取る役割を果たしています。真皮は、乳頭層、乳頭下層、網状層の3層から構成されています。

①乳頭層
　表皮突起間に食い込む部分であり、毛細血管、知覚神経末端、細胞成分を豊富に含む。

②乳頭下層
　乳頭層直下の部分。

③網状層
　真皮の大部分を占め線維成分を多く含む。

乳頭層

　乳頭層は、真皮の約5分の1の厚さで、コラーゲン線維とエラスチン線維からなる結合組織であり、線維芽細胞をはじめとする細胞成分も存在しています。
　乳頭層の表面には、真皮乳頭と呼ばれる多くの突起部があり、表皮の突起部と互いにかみ合って結合しています。
　真皮乳頭は毛細管ループとよばれる密な血流を持ち、網状に広がる毛細血管が、表皮に栄養素と酸素を運ぶ重要な役割を果たしています。

網状層

　網状層は、真皮の大部分を占める層です。

　網状層のコラーゲン線維は、乳頭層のコラーゲン線維よりも太く丈夫で、網のようにからまりながら、規則的で密に配列されています。

　コラーゲン線維とエラスチン線維の働きで、皮膚は耐久性、伸展性、弾力性を維持しています。

　そして、この網状の線維の間には、線維芽細胞をはじめとする細胞成分、および毛細血管、リンパ管、神経、毛包、分泌腺、汗腺、皮脂腺が存在します。

　さらに、その隙間には、内部にプルテオグルカンを含むゼリー状の基質が存在します。プロテオグリカンの水分を保持する働きによって、真皮の水分は保持されています。

真皮の主な成分

真皮幹細胞
　幹細胞（stem cell）は、分裂して自分と同じ細胞を作る（self-renewal）機能（自己複製能）と、様々な別の種類の細胞に作り出す機能（分化能）を持ち、限りなく増殖することができる細胞です。

　血液や皮膚のように、体を構成する細胞の中には、細胞としての寿命が短く、常に新しい細胞と入れ替わり続けている細胞があります。そのため、常に新しい細胞を産生することで、古くなって死滅した細胞を補充する機能が必要

となります。

　そして、こうした役割を担っているのが幹細胞と呼ばれる細胞です。皮膚の細胞が新しい細胞と入れ替わったり、傷が治るのは、幹細胞の働きによるものです。

　ノーベル医学・生理学賞を受賞して話題となったiPS細胞（induced pluripotent stem cell）も幹細胞の一つで、幹細胞の働きによって、病気や怪我で損傷した臓器や組織を修復する再生医療という新しい治療法の研究が積極的に行われるようになりました。

　幹細胞は、大きく二つの種類に分類されます。

　一つは、皮膚や血液のように、特定の組織で、古くなったり、怪我をするなどして失われた細胞を新しく作り続けている幹細胞で、組織幹細胞と呼ばれています。組織幹細胞は、例えば、造血幹細胞であれば血液系の細胞というように、特定の細胞しか作り出すことができません。

　もう一つは、胚性幹細胞（ES細胞）のように、体を構成する全ての種類の細胞を作り出すことができる幹細胞で、多能性幹細胞（pluripotent stem cell）と呼ばれています。iPS細胞とは、人工的に作られた多能性幹細胞です。

　皮膚には、表皮幹細胞と真皮幹細胞という2種類の幹細胞が存在しています。表皮幹細胞は表皮に存在し、皮膚のターンオーバーに重要な役割を果たす表皮角化細胞を作り出し、真皮幹細胞は真皮に存在し、線維芽細胞を作り出しています。

線維芽細胞

　線維芽細胞（fibroblast）は、真皮を構成する主要な細胞であり、美容鍼の施術においては、その効果を発揮する主役とも呼ぶべき細胞です。線維芽細胞は皮膚がハリや弾力を保持するために不可欠なコラーゲン、エラスチン、ヒアルロン酸などを作り出す働きを持っています。

　加齢に伴い、コラーゲンやエラスチンが古くなって変性すると、皮膚はハリと弾力を失い、ヒアルロン酸が減少すると、皮膚の中の水分が減少するため、結果として、真皮が緩んでシワやタルミが生じます。

　したがって、若々しい皮膚を保持するためには、コラーゲン、エラスチン、ヒアルロン酸などを産生する線維芽細胞の活発な活動が必要になります。

　線維芽細胞は、組織が正常な状態では、その機能を発揮することはありませんが、創傷治癒過程において、最も重要な働きを果たしています。

　炎症や損傷によって組織に欠損が生じると、線維芽細胞は活性化して必要に応じて分裂し、増殖してその局所に遊走し、コラーゲン、エラスチン、ヒアルロン酸などの真皮の成分を産生し、細胞外マトリックスを再構築します。

　美容鍼の画期的とも言える作用機序は、刺針によって、真皮に意図的に多数の「マイクロトラウマ」と呼ばれる微小外傷を作ることで、顔面部の局所において線維芽細胞を刺激し、古くなった細胞外マトリックスを更新することです。

コラーゲン線維

　コラーゲンはタンパク質の一種で、人間の身体を構成しているタンパク質の約30％がコラーゲンであるとされています。

　真皮では、70％以上をコラーゲンが占め、ナイロンの釣糸のように伸展性がなく丈夫な特性によって、皮膚の強度を保持しています。また、真皮のコラーゲンは、はりと弾力を与えてみずみずしく健康的な皮膚を保持する働きも果たしています。

　コラーゲンは、分子構造の違いによって分類されており、発見された順番に、ローマ数字でⅠ型、Ⅱ型という型で分類されています。人間の体では、現在までに29種類のコラーゲンが発見されています。

　真皮の構成要素として、重要な役割を果たしているのは、Ⅰ型、Ⅲ型、Ⅳ型、Ⅶ型の四つのコラーゲンです。

　Ⅰ型、Ⅲ型、Ⅶ型のコラーゲンは、皮膚の弾力、はり、みずみずしさを保持する上で、特に重要なコラーゲンです。

　Ⅰ型コラーゲンは、真皮を構成するコラーゲン線維の約80％を占め、太い線維束を形成しない細網線維と呼ばれるⅢ型コラーゲンが約15％を占めています。つまり、真皮の大部分がⅠ型コラーゲンとⅢ型コラーゲンによって構成されています。

　Ⅳ型コラーゲンとⅦ型コラーゲンは、表皮と真皮の境に存在する基底膜と呼ばれる膜に存在しています。

　体内のコラーゲンは、加齢とともにどんどん減少し、体

　の中で新しくコラーゲンをつくり出す力も衰えていきます。身体や臓器の枠組みを作るタンパク質であることから、体内のコラーゲンが減少すると、シワやたるみができやすくなります。

　そのため、皮膚の中のコラーゲンの減少を防ぐこと、皮膚の中でコラーゲンを増やすことが、美容の分野では、最大の課題の一つとされてきました。

　加齢に伴って減少していくコラーゲンを、食品やサプリメントなどで補うことに関する研究はこれまでも行われてきましたが、現在は、真皮の中で、新しいコラーゲンを生み出す方法にも注目が集まり始めています。

　鍼の施術によって線維芽細胞を刺激することで、真皮の

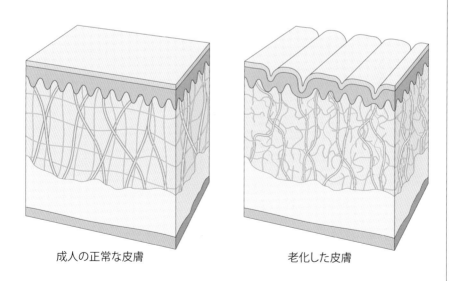

成人の正常な皮膚　　　　　　　老化した皮膚

加齢による皮膚の変化

中で新しいコラーゲンの産生を誘発することができるのです。

I型コラーゲン

　最初に発見されたコラーゲンで、皮膚から発見され、腱、筋膜、骨などにも存在する。2本の同一の鎖と1本の異なる鎖による螺旋構造を成している。真皮のコラーゲンの約80%を占め、皮膚の強度と耐久性を保持している。

III型コラーゲン

　線維性コラーゲンで、創傷治癒過程の初期段階で増殖し、後にI型コラーゲンに置き換わることで創傷治癒の過程が進行するとされる。

IV型コラーゲン

　非線維性コラーゲン。基底膜を構成する主成分であり、基底膜の骨格構造を支えている。

VII型コラーゲン

　非線維性コラーゲン。皮膚の表皮と真皮の境界の基底膜近傍に存在する。

エラスチン線維（elastic fiber：弾性線維）
「エラスチン線維」は、タンパク質の一種で、真皮の結合組織に占める割合はコラーゲン線維の比ではありませんが、ゴムひものような伸展性によって皮膚の弾力性を保持

する重要な役割を果たしています。

　エラスチン線維は、水に溶けず、弾力性があることから「弾性線維」とも呼ばれ、主成分のエラスチンとそれを取り囲むフィブリリンから構成されています。フィブリリンは弾性線維をより強靭にする役割を果たしています。

　真皮において、エラスチン線維は深部に近づくほど太くなり、網状層では膠原線維束の間に、ほぼ均等に存在しています。加齢や皮膚疾患などの要因によってエラスチン線維が減少すると皮膚にたるみが生じます。

基質

　コラーゲン線維、エラスチン線維の線維成分とともに細胞外マトリックスを構成しているのが基質です。

　基質の多くは、液状、半液状、ゼリー状で、細胞と線維成分の間を埋めています。そのため、基質は細胞や線維成分があるところには必ず存在し、細胞や組織を支持する、結合する、境界を作る、水分を貯蔵するなどの重要な役割を果たしています。

　基質を構成する主成分は、プロテオグリカン（proteoglycan）と糖蛋白（glycoprotein）です。

　プロテオグリカンは、多糖類のグリコサミノグリカンが蛋白質と結合したものです。グリコサミノグリカンには種類があり、細胞外マトリックスにおいては、多くのものは蛋白質と結合してプロテオグリカンとして存在しています。

一方、ヒアルロン酸は、真皮における主要なグリコサミ
ノグリカンです。プロテオグリカンには、大量に保水がで
きる特性があり、皮膚の水分の大部分はここに含まれてい
ます。皮膚の水分保持において、ヒアルロン酸が重要視さ
れるのはこのためです。

　一方、糖蛋白にはフィブロネクチンやラミニンなどが含
まれ、フィブロネクチンはフィブリンやコラーゲンおよび
インテグリンなどと結合して、細胞の分化、増殖、傷創治
癒に寄与しています。

　このように、基質が、水分を保持したり、コラーゲンや
エラスチンと結合して線維を安定化したりすることで、皮
膚は、弾力性と柔軟性を保持しています。そして、上記の
物質の多くを産生しているのが線維芽細胞です。

第 3 章

創傷
治癒機序

創傷治癒過程

　前述した通り、私たちの皮膚は、非常に精密な構造と機能を持ち、外部の環境から体を保護しています。この皮膚が、何らかの原因によって損傷されると傷ができ、傷のことを医学的には創傷と呼びます。

　一方、人間の体には自己治癒力が備わっており、傷は自分自身の力で治すことができます。皮膚に傷ができてしばらくすると、傷によって起きた出血が止まり、瘡蓋ができて傷口がふさがり、時間の経過とともに正常な皮膚へと修復されます。

　自己治癒力によって傷を治すための、このような一連の反応は創傷治癒反応(wound healing response)と呼ばれ、その過程は創傷治癒過程（wound healing process）と呼ばれています。

　創傷治癒反応の過程では、傷によって死滅した細胞が取り除かれ、線維芽細胞の働きによって、古い細胞外マトリックスが新しい細胞外マトリックスに置き換えられます。

　傷は、擦り傷（擦過傷）、切り傷（切創）、刺し傷（刺創）などの種類に分類され、傷の大きさや深さも、外傷の原因や状況によって様々ですが、傷の治り方は、基本的にはいずれも同じです。

　コラーゲン誘発鍼（以下 CIA）の施術で生じるマイクロトラウマは、極めて微細な創傷であるため、一般的な外

傷で見られるような規模の皮膚の損傷や出血を伴うことはありませんが、多数の刺針による微細出血によって血小板が活性化され、線維芽細胞が誘導されてコラーゲンの増生と再構築が進行します。

　CITとCIAの施術では、このような創傷治癒反応の機序を利用して皮膚の若返りをはかっていることから、傷の治り方について詳しく知ることで、CITとCIAの作用機序と効果について、深くご理解いただくことができます。

　そこで、ここでは、一般的な創傷治癒反応の過程について、これまでにわかっていることを説明します。

　創傷治癒過程は、炎症期・増殖期・安定期（再構築期）の3段階に分けて理解されています。

　各段階は単純に時系列で行われているのではなく、実際には重複して行われています。そして、創傷治癒反応の各段階は、「成長因子」の働きが大きく関与してコントロールされています。

　成長因子とは、特定の細胞の増殖や分化を促進するタンパク質の総称で、グロースファクター（growth factor）とも呼ばれています。

①炎症期	血小板が凝集して止血を行い、創傷治癒に必要な好中球・単球・マクロファージなどの炎症性細胞が損傷部位に遊走し、損傷によって壊死した組織などを取り込んできれいにする。この時期は、受傷後約4～5日継続する。
②増殖期 （肉芽増殖期）	線維芽細胞が遊走して増殖し、コラーゲンが産生される。毛細血管が新生され、肉芽組織が形成される。
③安定期 （再構築期）	線維芽細胞が減少し、肉芽組織が瘢痕組織へと変化する。表皮細胞が遊走して上皮化が起こる。

　創傷治癒反応は、上記のような連鎖反応を次々と引き起こしながら進行し、このような連鎖反応はカスケードと呼ばれています。

　カスケードとは、多くのものやことが次々と連鎖的に起こる状態を表現した言葉であり、創傷治癒反応における一連のカスケード反応は創傷治癒カスケード（wound healing response cascade）と呼ばれています。

　CIAによるマイクロトラウマは、その刺激や損傷が極めて小さく、大きな皮膚の損傷や大量の出血を伴うことはありません。しかし、微小であっても多数の外傷が生じることで、同様のカスケード反応が引き起こされます。

第一期：炎症期

　炎症とは、体の組織が外傷や感染などによって、刺激や損傷を受けた時に、それを排除しようとする体の防御反応です。

　炎症反応が起こると、局所が、腫れたり（腫脹）、赤くなったり（発赤）、熱を持ったり（発熱）、痛くなったり（疼痛）するため、これらを炎症の4徴候といいます。創傷治癒反応の炎症期は、通常は、受傷後約4〜5日続きます。

　CIAの施術で生じるマイクロトラウマは、その刺激や損傷が極めて小さいため、通常は、このような4徴候が顕著に見られることはありませんが、施術中に発赤が起こる場合があります。

　皮膚が損傷されて皮膚組織が破壊されると、血管も損傷を受けて局所に出血が起こり、血液が周囲の組織に浸透します。

　血液に含まれている血小板は、普段は不活性の状態で存在していますが、出血によって断裂したコラーゲン線維に接触すると活性化し、走化性因子を放出して、さらなる血小板を誘引して活性化します。

　活性化した血小板からは凝固因子と呼ばれる血液を固めるための物質が放出され、凝固因子の作用で、血液中のプロトロンビンがトロンビンに変わり、さらに、トロンビン

の作用で、フィブリノーゲンがフィブリンに変わるというように、次々と連鎖的な反応が引き起こされます。

　フィブリンは、他の血小板、赤血球等と連携して、血液の損失を防ぐために血栓を作って止血を行います。傷口に瘡蓋ができるのはこのためです。

　一方、損傷した細胞の細胞膜は、血液の損失を防ぐために、血管の収縮を引き起こすトロンボキサンやプロスタグランジン等の物質を放出します。

　活性化した血小板は、凝固因子ばかりでなく、成長因子とヒスタミン・ブラディキニンなどの炎症性因子とを大量に放出し、炎症性因子のいくつかは、好中球、単球、マクロファージが浸出液として血管を透過して損傷部位に移動できるよう、毛細管の壁を作っている内皮細胞の間に間隙を作り、血管透過性を向上します。

　炎症期には、受傷後約２日後から、マクロファージが遊走を始め、バクテリアと損傷を受けた組織を破壊します。さらに、死滅しつつある好中球を破壊して、新しい好中球と入れ替えます。

　一般的な創傷治癒反応では、受傷部位の凝血塊の中に、細菌などの病原菌が存在するため、好中球やマクロファージが、受傷部位の回復をはかるために、その病原菌を殺して食べていきますが、CIA の施術には、完全滅菌済みで単回使用の鍼灸針が使用されることから、施術で生じるマイクロトラウマに病原菌が存在することはなく、皮膚組織が受ける損傷も、極めて規模の小さいものとなります。

増殖期においては、マクロファージが、線維芽細胞の増殖、移動、細胞外基質の産生を誘発する PDGF、TGF-β、FGF などの成長因子を放出することから、受傷後3〜4日に、マクロファージが特に重要な役割を果たします。

線維芽細胞は、通常では、創傷が生じた2〜3日後に、損傷した局所へ遊走を始め、増殖期に移行する以前にも、既に増殖期が開始された状態が観察されます。

第二期：増殖期

受傷後2〜3日に、線維芽細胞が損傷部位に遊走して増殖を始めます。

線維芽細胞は、その後、損傷部位に細胞外マトリックスを定着させる非常に重要な役割を果たし、受傷後約1週間が経過するまで、創傷治癒反応における主要な細胞となります。

線維芽細胞と上皮細胞の活動には酸素と栄養物が必要となるため、創傷治癒過程が進行するためには、その前提として血管新生が必要となります。

そのため、創傷治癒過程の初期には、線維芽細胞が遊走、増殖して、血小板擬集能に優れるⅢ型コラーゲンを産生し、それによって、毛細血管が発達し、血管新生が行われ

ます。

　線維芽細胞の働きによって新しく産生されたコラーゲンを基盤として、新生した毛細血管に流れ込む血液が線維芽細胞に酸素と栄養を供給し、コラーゲンの産生がさらに促進されます。

　創傷治癒の初期段階で産生される主要なコラーゲンはⅢ型コラーゲンであり、受傷後1～3週間に、沈着のピークとなります。

　Ⅲ型コラーゲンは、フィブロネクチンと結合し、第三期を迎えるまでの期間、皮膚に伸張強度を与えます。Ⅲ型コラーゲンは、ゆくゆくはⅠ型コラーゲンに置き換えられて、太く緻密なコラーゲン線維となります。

　創傷治癒過程の第二期では、線維芽細胞と新生された毛細血管が、コラーゲン線維を基盤として協調しながら機能し、受傷による欠損部を埋めて傷を塞ぎます。

　この欠損部を埋めていく組織は肉芽組織と呼ばれ、毛細血管・線維芽細胞などから構成される増殖力の旺盛な若い結合組織です。

　肉芽組織は血管が豊富に存在するため赤い色をしており、病原菌などに対する抵抗力を持ち、創傷治癒と異物処理に重要な役割を果たしています。また、肉芽組織のコラーゲン線維は細くて不整列であるため、肉芽組織は脆弱で出血をしやすい組織です。

　美容鍼の施術で生じるマイクロトラウマは、大規模な組織の欠損を伴うことがないことから、一般的な外傷のよう

な肉芽組織が形成されることはありません。

　創傷治癒反応において、CIA の効果にとって重要なことは、多数のマイクロトラウマが生じることで微小出血が起こり、血小板が活性化して線維芽細胞を刺激することで、新しいコラーゲン線維が産生されること、および微小出血によって、血小板に含まれる様々な成長因子が放出されることです。

第三期：安定期

　創傷治癒過程の安定期である第三期は、再構築期とも呼ばれ、コラーゲンの産生と破壊とのバランスを調えるために進行します。そして、この過程も成長因子のコントロールによって行われています。

　第三期には、第二期に作られた肉芽組織の中に変化が起こり、細くて配列が不規則であったコラーゲンが分解され、太くて丈夫なコラーゲンが規則的な配列で再構築されます。

　そして、やがては線維芽細胞の活性が低下してコラーゲンの生成が減少し、最終的には、コラーゲンの生成量と分解吸収量のバランスが整います。

　同時に、細くて脆弱な毛細血管も破壊され、数が減少し

て規則的に配列されます。

　そして、徐々に組織が引き締まって正常な真皮に近い丈夫な組織となります。この組織は瘢痕組織と呼ばれ、皮膚組織の欠損が、肉芽組織の形成を経て、最終的に緻密な結合組織に置き換わることで修復された組織です。

　瘢痕組織は、肉芽組織よりもコラーゲンが多く、細胞や毛細血管は少ないことが特徴です。肉芽組織が瘢痕組織に変わり、皮膚の強さが正常になるには２～３週間かかります。

　一方、肉芽組織によって、損傷を受けて欠損した組織が補充され、周囲の皮膚との段差がなくなると、表皮細胞が遊走して分裂し、周囲の皮膚から皮膚が作られて傷が塞がる上皮化という過程が始まります。

血小板と成長因子について

　血小板は、円形あるいは楕円形の核のない血液細胞です。血小板は、その３分の１が脾臓に貯蔵され、残りは末梢血に存在し、寿命は８～１０日で、脾臓で破壊されます。

　専門学校などの鍼灸師の養成施設で使用されている生理学の教科書には、血小板の主な作用は、血液凝固による止血作用としか記載されていません。しかし、実際には、他

血小板に含まれる成長因子	
PDGF （platelet derived growth factor） ：血小板由来成長因子	細胞増殖 血管新生 組織の修復 コラーゲンの産生
TGF-β （transforming growth factor-β） ：トランスフォーミング成長因子	上皮細胞・血管内皮細胞の増殖、新生 創傷治癒の促進 細胞外基質の形成促進
VEGF （vascular endothelial growth factor） ：血管内皮成長因子	血管内皮細胞の増殖、新生
EGF （epithelial growth factor） ：上皮成長因子	上皮細胞の成長促進 血管新生 創傷治癒の促進
FGF （fibroblast growth factor） ：線維芽細胞増殖因子	組織の修復 コラーゲンの産生 ヒアルロン酸の産生

にも、血小板には、再生医療や美容医療の分野において極めて重要な作用があります。

　血小板は、α顆粒・濃染顆粒・リソソームの3種類の貯蔵顆粒と呼ばれる顆粒を持っており、このうちのα顆粒は、いくつかの種類の成長因子を貯蔵し、必要に応じて放出しています。

　血小板に含まれる成長因子とその主な作用は、77頁の表の通りです。

　私たちが実践する美顔鍼およびマイクロニードリングの施術は、刺針によって、皮膚および皮下組織に微小出血を生じさせることで、血小板が放出する成長因子の作用を期待して行われています。

　現状では、多くの鍼灸師が皮下出血によって、利用者の顔面部に青あざが生じることを懸念しながら施術を行っているようです。

　一方、私たちは、このような成長因子の作用を美容目的に利用する立場から、利用者に対して十分な説明を行い、同意を得た上で、むしろ、数多くの微小出血を、積極的に引き起こすことを目的として施術を実践しています。

第 4 章

コラーゲン誘発鍼

CIT と美顔鍼

　コラーゲン誘発鍼（以下 CIA）は、鍼灸針を使用した CIT に類する施術であり、成長因子の作用を含めた創傷治癒反応の原理を利用して、コラーゲンの産生を誘発し、皮膚の若返りをはかることを目的とした美顔鍼の手法です。

　皮膚の弾力を維持しているコラーゲンを皮膚の中で増やすことは、美容業界が長い間追い求めてきた究極の課題でしたが、従来は、決定的な方法がありませんでした。

　そして、CIT の登場により、大きな侵襲性を伴わずに、自己由来の自然で安全なコラーゲンを産生することが実現され、CIT が決定打となりました。

　一方、CIT の施術の本質は「刺針」という行為であり、CIT の効果は、私たちの仕事道具である「針」によって獲得されます。そして、日本において、人体に針を刺すことが許され、傷害罪に問われることもないのは、医師と鍼灸師だけであることから、CIT に類する施術は、医師と鍼灸師だけに許された特権であるとも言えます。

　本書でご紹介したような、CIT の優れた効果と鍼灸師の特権を認識したことで、私は、美容鍼の施術は、エステティックの手技と組み合わせてみたり、電気を通してみたりするよりも、鍼の施術に専念したほうが得策であるという結論に帰結しました。

　そのため、CIA の施術は、一貫して、鍼の施術として

実践され、手技やパルス通電は一切行いません。

　美容鍼灸の施術では、顔面部を対象とした鍼による施術ばかりでなく、全身的な施術や灸による施術が行われる場合もあり、CIA が私たちの美容鍼灸の全てということではありません。CIA は美容鍼灸における手法の一つであり、美容鍼灸の施術の一環です。

　そして、私たちは、このような CIA を含めた美容鍼灸を、適応疾患の治療、健康増進という従来からの利用目的に次ぐ、鍼灸の第三の利用目的として位置付けています。

　美容を目的とした鍼の施術を実践することで、私たちは、「治療」「健康」「美容」という利用者の方々の幅広い需要に対して、鍼灸によって、臨機応変かつ総合的に寄与することができるのです。

CIA で期待できる効果

　刺鍼の施術の効果は、施術の直後に見られる「直後効果」と、一定の期間が経過してから見られる「遅延効果」あるいは「事後効果」と呼ばれる効果があります。

　一方、針によって生じるマイクロトラウマに起因した創傷治癒反応の過程では、傷によって死滅した細胞が取り除

かれ、線維芽細胞の働きによって、コラーゲンとエラスチンの産生が誘発され、古い細胞外マトリックスが新しい細胞外マトリックスに置き換えられます。

　そして、このような創傷治癒反応の過程には、何ヶ月単位の一定の期間を要することから、CIT と CIA の主要な効果は施術の直後に観察されるものではありません。

◆アンチエイジング

　一方、皮膚の老化には様々な要因がありますが、皮膚内のコラーゲンとエラスチンの減少が最大の要因の一つです。

　したがって、CIA には、顔面部の皮膚のアンチエイジングと若返りの効果を期待することができ、加齢に伴うコラーゲンとエラスチンの減少に起因した小じわ、たるみ、皮膚菲薄化などの症状を改善します。

　このような CIA の効果は、施術の直後に外見的に観察されるものではなく、利用者の方々が、皮膚の状態として実感するものです。そのため、私たちは、施術の前後（ビフォー・アフター）における外見的な変化をそれほど重視してはいません。

　顔面部ばかりでなく、頚部のしわに対する効果に関する質問をよく受けますが、上記のような原理により、頚部のしわの改善も期待することができます。私の臨床経験においても、実際に改善した事例はありますが、比較的に長期的な施術の継続を要します。

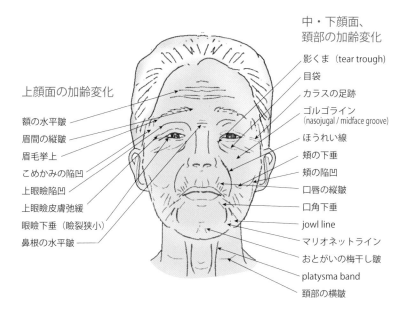

上顔面の加齢変化

額の水平皺
眉間の縦皺
眉毛挙上
こめかみの陥凹
上眼瞼陥凹
上眼瞼皮膚弛緩
眼瞼下垂（瞼裂狭小）
鼻根の水平皺

中・下顔面、
頚部の加齢変化

影くま（tear trough）
目袋
カラスの足跡
ゴルゴライン
（nasojugal / midface groove）
ほうれい線
頬の下垂
頬の陥凹
口唇の縦皺
口角下垂
jowl line
マリオネットライン
おとがいの梅干し皺
platysma band
頚部の横皺

CIA は、加齢による容貌変化の改善に有効である

　また、頚部は皮下出血に伴う青あざができやすく、青あ
ざが生じるとキスマークのように見えてしまうため、事前
の十分な説明が重要であると言えるでしょう。

◆ 傷痕、ストレッチマーク

　第 1 章でご紹介した調査研究や症例報告の通り、CIA に
は、傷痕およびストレッチマーク（皮膚線条）の外見を改
善する効果を期待することができます。

◆くま、くすみ

CIA の施術後に、利用者の方から、「色白になった」と言われる場合がよくあります。

そして、実際に、そのような現象が目視によって観察されますが、それは、皮膚の色が白くなったのではなく、皮膚の明度が上がったことで、結果的に白くなったように見えるのであろうと考えられます。

目の周囲のくまや皮膚のくすみは、多くの場合に、皮膚と皮下の血行不良が皮膚に反映された状態です。そのため、刺針によって、皮膚と皮下組織の血液循環が改善された場合には、皮膚の明度が上がる可能性が考えられます。

そして、このような効果は、直後効果として、目視によって施術の直後に観察されます。

くまやくすみに対する施術では、東洋医学の理論と手法を応用し、全身の行気活血をはかるための施術を併用することで、より高い効果を期待することができるでしょう。

◆むくみ

CIA の施術後に、顔面部が引き締まって小さくなったことが観察される場合があります。

このような現象は、刺針によって、皮膚、皮下組織、表情筋の代謝が促進された結果であろうと考えられます。

そして、このような効果は、直後効果として、目視によって施術の直後に観察されます。

むくみの原因は、多くの場合に水分代謝の低下であり、東洋医学的には、陽虚によって体内に痰湿が停滞している状態である場合が少なくありません。

このような場合には、足陽明胃経、足太陰脾経、足少陰腎経の経穴に、灸を用いて補陽と利水をはかることで、より高い効果を期待することができるでしょう。

◆ 美顔鍼と色素沈着について

ドイツの M.C. Aust らは、2008 年に、「経皮コラーゲン誘導：色素沈着過剰の事実あるいは作り事のリスクのない低侵襲性皮膚若返り？」（Percutaneous collagen induction: minimally invasive skin rejuvenation without risk of hyperpigmentation-fact or fiction? ）という研究論文を発表し、マイクロニードリングは色素沈着のリスクなしに皮膚の外見と質を改善すると結論付けています［8］。

色素沈着は、一般的には、しみと呼ばれていますが、しみには脂漏性角化症（老人性疣贅）や肝斑などの種類があり、季節的な要因や物理的な刺激などによって色が濃くなる場合もあります。

上記の論文は、皮膚への刺針には、色素沈着を生じたり、悪化させるリスクがないことを示唆していますが、他方では、色素沈着が改善したという結果は報告されていません。

また、私自身の臨床において、利用者の方から「美容鍼の施術を受けてしみが濃くなった」と訴えられた経験があ

りますが、因果関係の有無を証明することはできません。一方、「美容鍼の施術を受けてしみが薄くなった」という報告を受けた経験はないことから、私自身は、美容鍼に色素沈着に対する効果を期待できるとは考えていません。

CIA の利点

CIA には、下記のような優れた特徴と利点があります。

> **CIA の特徴と利点**
> ・副作用がない
> ・侵襲性が低くダウンタイムがない
> ・経済的

◆ 副作用がない

美容液などの化粧品を使用した場合に、肌が赤くなる、腫れる、発疹が生じる、掻痒感が続くなどの症状が出る場合があります。

このような症状は、化粧品に含まれている成分の刺激、もしくは成分に対するアレルギー反応が原因であり、一般に「化粧品かぶれ」と呼ばれています。別の言い方をすれば、化粧品かぶれは、化粧品の副作用であると言うこともできるでしょう。

一方、CIA は、創傷治癒反応という体の自然な生理的作用を利用した施術であり、化学薬物に依存した方法ではないことから、化粧品かぶれのような副作用を伴うことがないことが利点です。

しかし、鍼灸針の素材は金属であることから、金属アレルギーが起こる可能性は否定できません。約 20 年にわたる私自身の臨床経験では、美顔鍼の施術で金属アレルギーの反応を起こした人は一人も存在しません。また、金属アレルギーを持つ鍼灸師の顔面部に刺針を行ったところ、アレルギー反応は起きなかったという事例もあります。

◆ 侵襲性が低くダウンタイムがない

ダウンタイムとは、施術を受けてから回復するまでの期間のことで、美容の分野では、施術を受けてから皮膚の状態が回復するまでの期間ということです。

例えば、美容クリニックにおける施術では、麻酔、手術、注射などに伴い、炎症、むくみ、瘡蓋などが生じる場合があり、一定期間において、外出などの日常活動が制限される場合があります。

一方、CIA では、施術における皮膚に対する侵襲性が

極めて低く、ダウンタイムを必要としないことも大きな利点です。

　ただし、刺針によって皮下出血が起こることで青あざが生じた場合には、それが消えるまでの期間をダウンタイムと認めることもできるでしょう。

◆ 経済的

　CIA の施術は、高額な化粧品や美容機器に依存して行われていないため、比較的に経済的な費用で受けることができます。

　どんなに高価な美容液でも、皮膚の角質層のバリアに遮断され、皮膚を透過することはできません。このような美容液などに、毎月何万円も費やすのであれば、定期的、継続的に鍼灸院に通って美顔鍼の施術を受けたほうが、はるかに大きな恩恵を受けることができますし、費用対効果も大きいと言えるでしょう。

コラーゲン誘発鍼の技法

　マイクロニードリングに関する調査研究では、数の少ない針の刺入では統計学的に有意な結果を示さないことが明らかにされています。

　マイクリニードル・ローラーには、200本前後の針が密集した状態で装着されており、15回転がした場合に、その部位の皮膚に対して1cm²あたり250個の刺創を生じさせることができ、その結果、表皮の直下の層に新しいコラーゲンの膜を形成するとされています［9］。

　したがって、CITの原理に基づいて美顔鍼の施術を行う場合には、多数の刺針を行うことで、真皮に極めて多数の刺創を作ることが必要となるため、CIAの施術は、100〜200本もの針を使用して、真皮を対象に多数の刺針を行うことを特徴としています。

　マイクロニードルローラーには200本もの針が装着されており、皮膚の上で何回も転がすため、その刺激量は極めて大きく、効果もその刺激量に伴っています。

　しかし、刺激量が大きいために、頻繁に施術を行うことはできません。また、マイクリニードリングによるCITの施術では、マイクロニードル・ローラーの構造上、目の周囲のようにデリケートな部位に対して行うことは難しく、また、取り付けられている微細針は、皮膚に対して垂直方向にしか刺入することができません。

　一方、鍼灸の施術に使用される針は、「直刺」（垂直）、「斜刺」（斜め）、「横刺」（ほぼ水平）の3方向から、皮膚に対して臨機応変に刺針を行うことができます。したがって、CIAを3D-CITと表現することもできるでしょう。

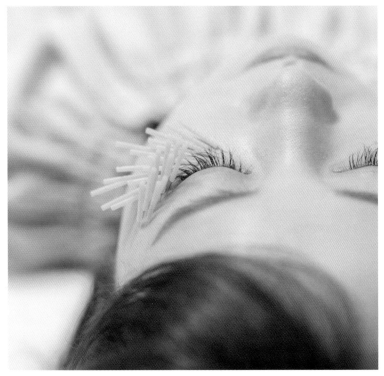

CIA の施術では、目の周囲のようにデリケートな部位に対しても刺針を行うことができる。

　また私たちは、美容鍼の施術に、針体の長さが15mmの鍼灸針を使用しており、0.5mmの長さのマイクロニードル・ローラーの針と比較すると、30倍の長さがあります。そのため、マイクロニードル・ローラーによるCITの刺激量には及ばないものの、横刺で刺針を行うことによって、真皮層に対して合理的に刺創を作ることができます。

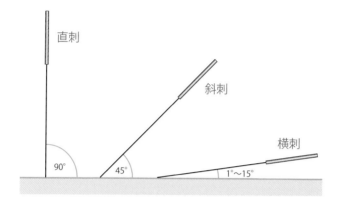

直刺

斜刺

横刺

90°　45°　1°〜15°

鍼灸針の刺入角度

　また、一定の刺針技術を習得することによって、目の周囲のようなデリケートな部位に対しても、安全で合理的に刺創を作ることが可能です。

　しかし、私の知る限り、CIA に限らず、美容鍼と CIT の施術の効果を比較した調査研究は、これまでには行われていないことから、効果の違いに関する詳細については、現時点では、言及することはできません。

　さらに、CIA は、CIT よりも侵襲性が低く、その侵襲性は、刺針の技術力を高めることで、さらに軽減することができることから、ダウンタイムがなく、CIT よりも頻繁に行うことができるということも大きな利点です。

　血小板から放出される様々な成長因子のうち、組織の再構築に関与する TGF-β3 の発現は、施術後2週間程度で減衰するため、治療間隔を1週間程度とすることで、加算

効果を期待することができます。

　このような成長因子の効果を踏まえて施術の頻度も考慮に入れた場合には、CIA を、4 D-CIT と呼ぶこともできるでしょう。

　上記のような理由から、鍼あるいは美顔鍼の施術として、CIA には下記のような技法上の特徴があります。

CIA 技法の特徴
- 真皮を目標とした多数の刺針
- 短針の使用
- 二指推鍼法の使用

◆ 顔面部の皮膚の真皮を目標とした多数の刺針

　CIA は、マイクロニードリングによる CIT の原理に基づき、CIT の効果を目標としているため、皮膚の真皮を対象として、多数の刺針を行うことが必要となります。

　鍼灸針を用いた場合には、皮膚表面から 1 〜 2 mm の深度の部位を目標として横刺で刺針を行うことで、真皮に対して合理的に微小損傷を作ることができます。

　93 頁の下写真は、エコー検査機器を使用して撮影した横刺による刺針の写真で、鈴鹿医療科学大学保健衛生学部

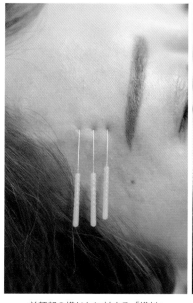
前額部の横じわに対する「横刺」

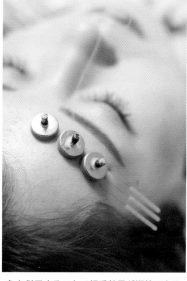
灸を併用することで相乗効果が期待できる

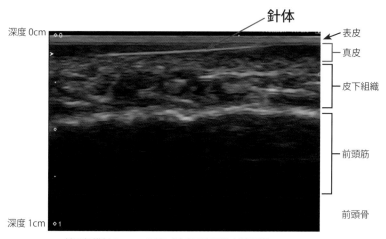

針体

深度 0cm

表皮
真皮
皮下組織
前頭筋
前頭骨

深度 1cm

前頭部横刺のエコー写真（鈴鹿医療科学大学提供）

93

鍼灸サイエンス学科からご提供いただきました。

◆ 短針の使用

　多数の刺針を行い、一定の時間内に施術を完了させるためには、極めて迅速で円滑な刺針を行うことが求められます。

　そして、同時に、針尖の切れ味に優れた高品質の鍼灸針を使用することが求められます。

　CIA の施術では、深い深度での刺針が要求されることはほとんどありません。そのため、私たちは、主として針体の長さが 10 〜 15mm の針を使用しています。また、常に品質と機能性に優れたディスポーザブル鍼灸針を使用しています。針体の短い針は「短針」と呼ばれ、美顔鍼の施術において優れた機能性を発揮します。

　針体が短いことを特徴とする短針は、使用目的が限定される特殊な針です。美容鍼灸が広く普及したのは比較的に最近のことであるため、短針は、従来は一般的には、販売も使用もされていませんでした。

　1991 年に、日本のセイリン株式会社が、世界に先駆け、針体が 15mm（0.5 寸）のディスポーザブル鍼灸針「D タイプ」を発売したことで、現在では、徐々に普及しています。

　D タイプの主な特徴は、「針体が短い」「鍼管が付属していない」「針尖の切れ味が優れている」という 3 点です。

　刺針を行う場合に、日本では鍼管を使用するのが一般的ですが、D タイプは鍼管を使用せずに刺針することを前提

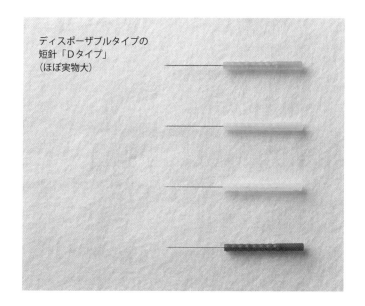

ディスポーザブルタイプの
短針「Dタイプ」
（ほぼ実物大）

として設計された製品であることから、鍼管は付属していません。

　最初に針尖を皮膚に接触させてから刺鍼を行うため、目標とする針の刺入角度や刺鍼深度に応じて極めて合理的で柔軟な刺鍼を実現しています。

◆ 二指推鍼法

　鍼管を用いる管鍼法では、刺鍼において、弾入（もしくは挿管）から送り込みまでの過程に一定の時間を要するため、迅速な刺鍼ということにおいては、理想的な方法であるとは言えません。

また、管鍼法は、直刺や深い角度による刺針には適していますが、斜刺や横刺での刺針については、必ずしも合理的な刺針法であるとは言えません。

　一方、鍼灸針の製造技術の進歩により、現在、日本のメーカーが製造する短針の多くは、一定の技術を習得することで、鍼管を使用しなくても、円滑で合理的に刺針を行うことができ、刺入時の疼痛も少ない刺針を可能としています。
　そのため、私は、鍼管を使わずに母指と示指の「二指」を用いて、針を推し進めるようにして刺針する「二指推鍼法」という刺針法を創案しました。

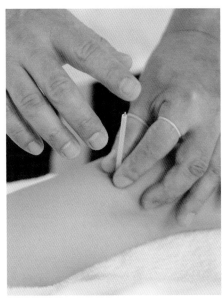

管鍼法での刺針

①正確で迅速な刺針

美顔鍼の施術において、顔面部の経穴に対する刺針では、正確な取穴と刺針が要求されます。特に、睛明や陽白などの経穴に対する刺鍼では、1mm未満の誤差によっても適切な反応を得ることができない場合があります。

一方、鍼管には一定の内径があるため、管鍼法では上記のような経穴に対して正確な刺針を行うことができません。

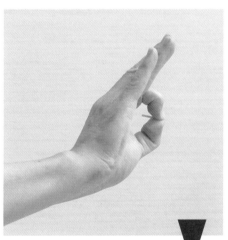

二指推鍼法（屈曲）

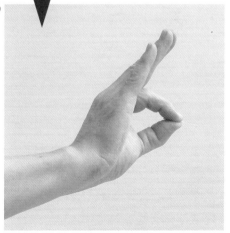

二指推鍼法（伸展）

二指推鍼法の特徴と利点
　①正確で迅速な刺鍼
　②柔軟で合理的な刺鍼
　③刺鍼時の不快感が少ない
　④鍼管が不要
　⑤押し手が不要（清潔である）

美顔鍼の施術における管鍼法の問題点
　・刺鍼に時間を要する
　・斜刺や横刺での刺鍼がしにくい
　・鍼管の径により刺入点に誤差が生じる
　・弾入時に不快感がある

　特に、ディスポーザブル鍼灸針に付属しているプラスティック製の鍼管は、内径が比較的に大きいものもあり、このような製品を使用した場合には、鍼管の内径の大きさに起因して、目標とする穴位や部位に対する刺鍼の正確さが失われることになります。

　一方、二指推鍼法では、最初に針尖を皮膚に接触させてから刺鍼を行うため、目標とする針の刺入部位、刺入角度、刺鍼深度に対して正確な刺鍼を実現することができます。

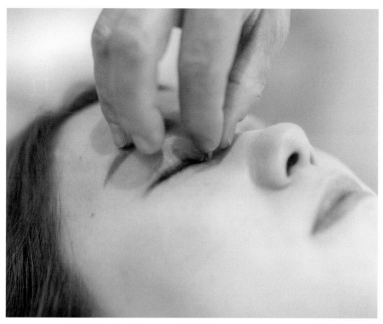

二指推鍼法による睛明への正確な刺針

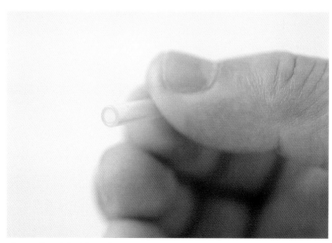

ディスポーザブル鍼灸針の鍼管には、内径が大きいものもある

管鍼法

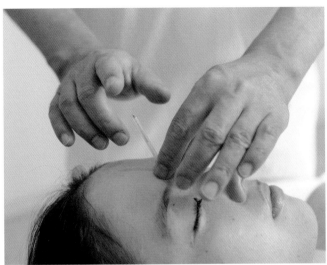

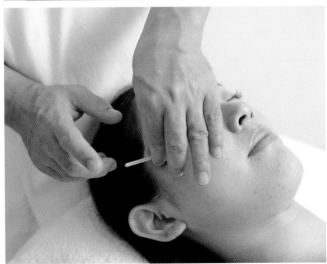

二指推鍼法

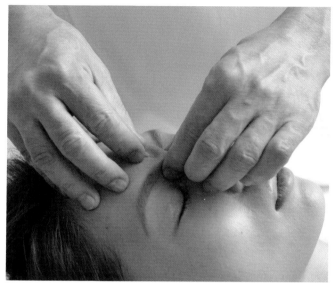

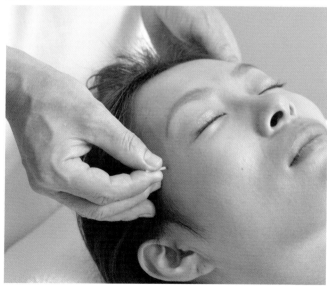

また、管鍼法では、弾入（もしくは挿管）から送り込みまでの過程に一定の時間を要しますが、二指推鍼法では、最初から針柄を持ち、直接、切皮と刺入を行うため、極めて迅速な刺針を実現します。

②柔軟で合理的な刺針

　顔面部は形態的に凹凸があり、また、横刺や斜刺で刺針する場合も少なくありません。

　鍼管を用いる管鍼法は、直刺や深い角度による刺針には適しており、合理的な刺針を実現しますが、横刺や斜刺での刺針には、必ずしも適しているとは言えません。

　一方、二指推鍼法では、目標とする針の刺入角度や刺針深度に応じて極めて合理的で柔軟な刺針を行うことができます。

③刺針時の不快感が少ない

　管鍼法では、切皮の過程で鍼柄の後部を叩打する弾入という方法が用いられますが、頭部や顔面部では、弾入の「トントン」という感覚を不快に感じる利用者の方も少なくありません。

　一方、鍼管を使用しない二指推鍼法では、弾入という行為が行われないため、切皮時の不快感が少ない刺針を実現しています。

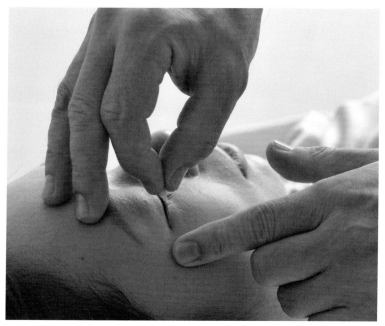

二指推鍼法による瞳子髎への刺針

④鍼管が不要

　前述した通り、製造技術の進歩によって進化を遂げた一部の日本製鍼灸針で刺針を行う場合には、鍼管は必ずしも必要ではありません。

　また、ディスポーザブルタイプの鍼灸針には、ディスポーザブルタイプのプラスティック製の鍼管が付属している場合がほとんどです。つまり、地球上のいたるところで、毎日、使用された鍼灸針と同じ数のプラスティック製の鍼管が廃棄され続けているということであり、「Ecology」（自然環境保護）の視点からも理想的であるとは言えません。

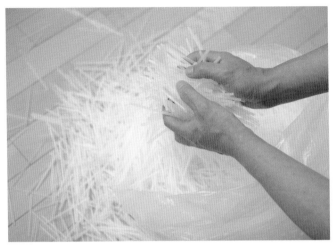

大量のディスポーザブル鍼管が廃棄される

⑤押し手が不要（清潔である）

　二指推鍼法は、鍼管を使用しない刺針法であるため、「押し手」も必要ありません。押し手については、全世界的に賛否両論があり、日本独自の技法であることから、国内では尊重する姿勢が望まれています。

　しかし、一方では、WHO（世界保健機構）ばかりでなく、米国疾病対策センター（Centers for Disease Control and Prevention：CDC）、米国職業安全衛生局（Occupational Safety and Health Administration：OSHA）、米国鍼灸財団（National Acupuncture Foundation）などは、いずれも「Clean needle technic」（清潔な刺針技術）の観点から否定的な見解を示しています。

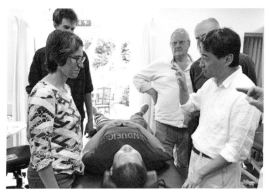

　二指推鍼法は日本製の鍼灸針の優れた機能性に立脚した日本発の独自の技法であり、他国由来の技法ではありません。したがって、二指推鍼法は、極めて清潔に実践することができる日本独自の刺針技術であると言えるでしょう。

ロンドンで二指推鍼法をレクチャーする著者

コラーゲン誘発鍼の
三無主義

　日本発の特徴的な美容鍼の手法として、CIA の健全な普及と発展を目指す立場から、私たちは、できる限り、鍼以外の不要なものを排除し、「CIA の三無主義」を施術の

方針として掲げています。

CIA の方針
　①鍼管を使わない
　②パルス治療器を使わない
　③手技を行わない

◆ ①鍼管を使わない

　CIA の施術では、刺針のスピードを大幅に短縮するために、鍼管を使わずに、上記のような、二指推鍼法という独自の刺針法を用いています。

◆ ②パルス治療器を使わない

　パルス治療器とは、鍼通電に用いる通電装置で、正式名称を鍼電極低周波治療器といいます。

　パルス治療器を用いた施術の主要な対象が筋肉であることに対して、CIA の主要な対象は皮膚であり、施術の目的と主要な対象が異なるため、CIA の施術では、パルス治療器は必要とされません。

　パルス治療器を用いた美顔鍼は、針の腐食や筋収縮による折針の危険性を伴う施術です。そして、問題は、現状では、

十分なリスク管理が行われずに、パルス治療器を用いた施術が行われているケースが見受けられるということです。

平成24年の全日本鍼灸学会の勧告では、針体径0.20mm（20号（3番））以上のステンレス製ディスポーザブル針を電極として採用することが推奨されており、公益社団法人 東京都鍼灸師会もそれを支持しています。

また、鍼灸針のメーカーは、刺針深度は10mm以上とし、針長15mmの針は使用しないことを求めています。

このような現状に対して、私たちは、鍼灸の最大の特徴と利点の一つは、化学薬物や機械に依存しない安全な自然療法であると認識していることから、美顔鍼の施術にパルス治療器を使用しないことを方針としています。

◆ ③手技を行わない

美容鍼灸は「鍼灸」の一分野であり、鍼灸とは「鍼」と「灸」による施術であることから、鍼と灸だけで成立しなければ、その施術を美容鍼灸と呼ぶことはできません。

そして、美顔鍼は、美顔を目的とした鍼の施術です。このような認識から、CIAは、鍼の施術として行われ、エステティックのフェイシャルマッサージなどの手技は行わないことを方針としています。

CIA と JBS

　二指推鍼法による CIA は、現在、日本国内のみならず、世界各地の専門家たちからも注目され、「Japanese Beauty Shinkyu」（以下 JBS）として、ヨーロッパやアメリカなどでも、技術講習が行われるようになりました。

　また、2010 年より、私は、アジア最高峰のヘルスリゾートであり、健康指向の高いゲストが世界中から訪れる、タイのホアヒンにある「チバソム・インターナショナル・ヘルス・リゾート（Chiva Som International Health Resort）」からゲストセラピストとして招聘され、約 10 年にわたり、期間限定で日本の鍼灸と JBS の施術を提供してきました。

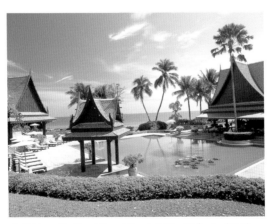

チバソム・インターナショナル・ヘルス・リゾート（タイ）

円皮針と美容鍼

　円皮針は、丸い絆創膏のようなテープの中心に、マイクロニードル・ローラーの針と同様の微細針が装着されたものです。円皮針の針の長さは、0.3 〜 1.5mm 程度で、持続的な鍼刺激を与えることを目的として、体表に貼り付けて使用します。

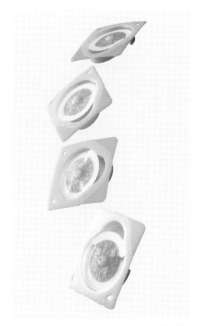
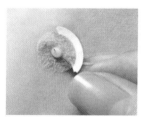
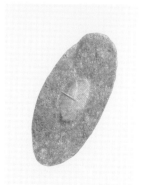

円皮針

円皮針は、主として、筋肉痛や筋肉疲労に対する治療を
目的として使用されてきましたが、美容鍼の普及に伴い、
昨今では、美容目的にも使用されるようになりました。
　2004 年より、日本のセイリン株式会社が、円皮針の大
量生産を開始したことで、日本国内では円皮針が広く普及
し、少しずつではありますが、海外の臨床現場にも普及し
つつあります。
　また、鍼灸の臨床現場において、円皮針が一般的に使用
されることは、日本の鍼灸の特徴の一つとなっています。

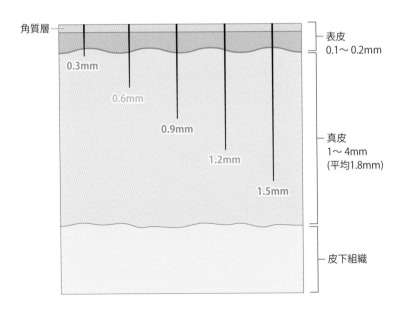

円皮針の針長と皮膚

　そこで、針長の異なる円皮針を取り揃えたセイリン株式
会社の「パイオネックス」のシリーズを具体例として、円
皮針の美容目的の使用について検討したいと思います。

　オレンジ（針長 0.3mm/ 線径 0.20mm）
　イエロー（針長 0.6mm/ 線径 0.20mm）
　グリーン（針長 0.9mm/ 線径 0.20mm）
　ブルー（針長 1.2mm/ 線径 0.20mm）
　ピンク（針長 1.5mm/ 線径 0.20mm）

　マイクリニードル・ローラーに装着されている針の長さ
は、0.2 〜 1.5mm であり、パイオネックスに装着されて
いる針と針長がほぼ同じです。
　そのため、理論上は、円皮針を使用しても一定の美容効
果を期待することはできることになります。
　しかし、コラーゲン産生は、数少ない刺針では誘発され
ないとされていることから［9］、相当に密集させた状態
で貼らなければ、高い効果を期待することはできません。
また、針長の選択も重要な要点となるでしょう。

　皮膚の厚さは、部位によっても異なりますが、1 〜 2
mm で、平均で約 1.5mm であるとされています。
　そのうち表皮の厚さは、0.1 〜 0.2mm で極めて薄く、
個人差もほとんどないことから、最も針長の短い 0.3mm
（オレンジ）でも、表皮を貫通して、わずかに真皮に到達
する計算になります。

しかし、針長が0.2mmのマイクリニードリング・ローラーは、物質の経皮吸収を促進する目的では使用でき、コラーゲン産生の誘発を目的としては使用できないとされており、コラーゲン産生を誘発できる最も短い針長のマイクリニードル・ローラは、針長が0.5mmのマイクリニードル・ローラーであるとされています［10］。

　一方、真皮の厚さは1〜2mmであることから、コラーゲン産生を誘発する効果を期待するのであれば、針長が0.6mm（イエロー）、0.9mm（グリーン）、1.2mm（ブルー）のパイオネックスを選択するのが適切であると言えるでしょう。

　また、針長が1.5mmのマイクロニードル・ローラーは、傷痕、ストレッチマーク（妊娠線などの皮膚線条）の改善に適しているとされているため［10］、針長が1.5mm（ピンク）のパイオネックスも、同様の症状の改善に適していると考えられます。

美顔鍼に関する特許について

　私が考案して特許を取得した美顔鍼、もしくはマイクロニードリングに関する発明について、ご紹介させていただ

きます。

　私は、上記のような円皮針とマイクロニードル・ローラーからヒントを得て、美容を目的として顔面部に貼るシート状の円皮針を作ることができれば、セルフケア用の美容器具として役立てることができるであろうという着想を得ました。

　そして、マイクロニードル・ローラーならぬ「マイクロニードル・シート」を考案して、2012年に発明の特許を取得しました。私は、この発明を製品化できないものかと考え、鍼灸針のメーカーにも相談しましたが、技術的、法律的な問題等により、未だに製品化には至ってはいません。

　将来、日本特有、日本発の美容器具として、いずれかの日本のメーカーが、この発明の製品化を実現されることを望んでいます。

(19)日本国特許庁(JP)　　　　　(12)特 許 公 報(B2)　　　　(11)特許番号

特許第5474139号
(P5474139)

(45)発行日　平成26年4月16日(2014.4.16)　　　　(24)登録日　平成26年2月14日(2014.2.14)

(51)Int.Cl.　　　　　　　　　　　　　F I
　A 6 1 B　17/00　(2006.01)　　A 6 1 B　17/00　3 1 0
　A 6 1 H　39/08　(2006.01)　　A 6 1 H　39/08　K

請求項の数 1　（全 8 頁）

(21)出願番号　　特願2012-160577(P2012-160577)
(22)出願日　　　平成24年7月19日(2012.7.19)
(65)公開番号　　特開2014-18467(P2014-18467A)
(43)公開日　　　平成26年2月3日(2014.2.3)
審査請求日　平成24年8月20日(2012.8.20)
審判番号　　不服2013-8034(P2013-8034/J1)
審判請求日　平成25年5月1日(2013.5.1)

早期審査対象出願

(73)特許権者　512189406
　北川　毅
　東京都港区東麻布3丁目4番　7-402
　号
(74)代理人　100090022
　弁理士　長門　侃二
(72)発明者　北川　毅
　東京都港区東麻布3丁目4番　7-402
　号

合議体
審判長　高木　彰
審判官　横林　秀治郎
審判官　松下　聡

最終頁に続く

(54)【発明の名称】顔面美容用密集型微針シート

(57)【特許請求の範囲】
【請求項1】
　外形が顔面の各部位の肌面形状にならう形状で設定され、前記顔面の各部位の肌面形状にならい当該顔面の肌面に添わせて配置されるシートと、
　前記肌面に配置される前記シートのシート面に密集して配置され、前記シート面から前記肌面へ、当該肌面の皮膚の表皮層から真皮層に届くまで刺込み可能に突き出た多数本の微針と、
　前記肌面に配置される前記シートのシート面に設けられ、前記シート面から突き出た多数本の微針を前記肌面に前記真皮層まで刺し込んだ状態で固定させる、前記肌面に貼付可能な貼付面とを有し、
　前記貼付面にて、前記多数本の微針を、前記皮膚の真皮層に刺し込んだ状態で前記肌面に固定し続けることによって、前記皮膚の皮下に、創傷治癒の作用により修復可能な多数の微細な傷を形成可能とした
　ことを特徴とする顔面美容用密集型微針シート。
【発明の詳細な説明】
【技術分野】
【0001】
　本発明は、顔面の美容に用いられる顔面美容用密集型微針シートに関する。
【背景技術】
【0002】

10

20

「マイクロニードル・シート」特許公報（一部）

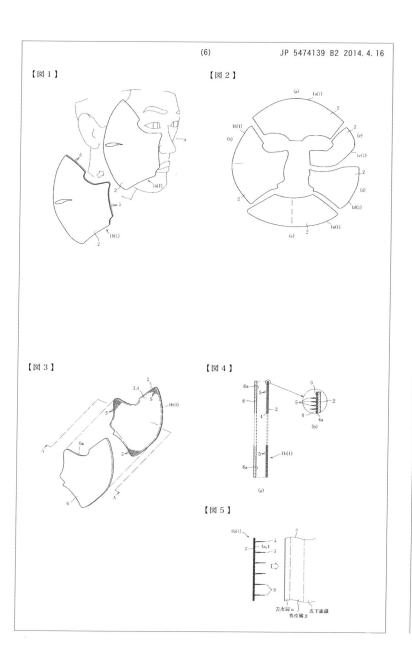

【図1】

【図2】

【図3】

【図4】

【図5】

美容鍼灸の
可能性と展望

新しい鍼灸の可能性

　鍼灸は、様々な作用機序を持ち、多様な症状や疾患の治療に広く用いられてきました。そして、近年では、美容を目的としても用いられています。

　鍼灸のうちでも、鍼は、西洋諸国においても広く普及し、調査研究も盛んに行われるようになりました。これに対して、鍼灸が古くから行われてきた東アジア諸国において、鍼は、本書でご紹介したようなドラッグデリバリーやコラーゲン誘発に着眼して行われてこなかったことから、西洋諸国における調査研究の実績は、結果として、鍼の潜在的な可能性を大きく広げたものであると言えるでしょう。

　西洋の現代医学では、エビデンスが重視され、調査研究も盛んに行われています。そして、多種多様な分野に細分化されています。

　そのため、東洋医学を基盤として発展してきた鍼灸を、西洋の現代医学の科学的な知識と手法を用いて研究することで、鍼灸の新しい可能性を広げることができます。刺針によるドラッグデリバリーやコラーゲン誘発は、その具体的な一例であると言えるでしょう。

　美容鍼とCITは、ともに針を用いた新しい美容目的の施術です。そのため、美容鍼とCITが行われるようになったことで、従来の鍼灸治療ではあまり目を向けられること

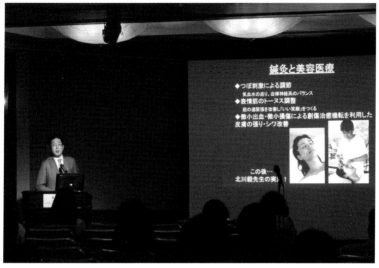

本書監修者、西田真氏の美容鍼灸に関する講演（第104回日本美容外科学会）

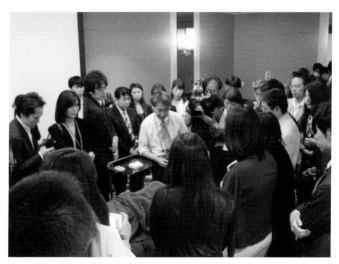

著者による美容鍼の実演（第104回日本美容外科学会）

がなかった領域が、注目を集める結果となりました。

　例えば、従来の鍼灸治療では、顔面部に対する刺針は一般的ではありませんでした。現在でも、鍼灸治療では、顔面神経麻痺や花粉症などの一部の疾患の治療を除けば、顔面部を対象として刺針が行われることはありません。

　一方、美容鍼灸が普及したことで、多くの鍼灸師が顔面部に刺針を行うようになりました。顔面部に対する刺針が、積極的、一般的に行われるようになった主な要因は、美容鍼灸が普及したことであり、美容鍼灸は、結果的として、鍼灸の施術対象の範囲を拡大したと言えるでしょう。

◆ 顔面部と鍼

　顔面部は、目、鼻、耳などの感覚器が集中し、脳に近いことが特徴です。

　一方、東洋医学的には、顔面部に存在する経穴は、ほとんどが局所に作用する局所穴であると認識されています。例えば、眼精疲労やドライアイなどの目の症状には、睛明、攢竹、瞳子髎などの経穴が用いられ、突発性難聴や耳鳴りなどの耳の症状には、耳門、聴宮、聴会、翳風などの経穴が用いられます。

　したがって、顔面部に対して合理的で安全に刺針を行うことができれば、感覚器の症状に対する局所治療に積極的に用いることができ、鍼灸治療の適応範囲を広げることができます。

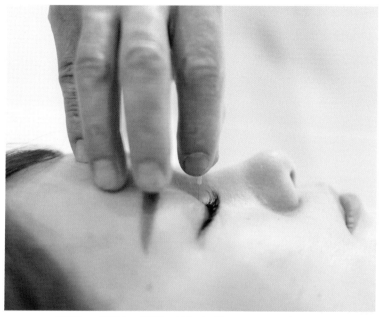

顔面部への刺針は、感覚器の症状に局所的に用いることができる

◆ 現代病と鍼

　ストレス社会と呼ばれる現代社会では、ストレス、頭脳労働、電子機器の使用などに起因して、眼精疲労、ドライアイ、顎関節症、緊張性頭痛、後頚部や背部の重度の凝りや疼痛、心因性腰痛、イライラ、不眠症など、「現代病」と呼ばれる疾患や症状が増えています。

　このような現代病に対する治療として、現代医学の分野には決め手となる治療法がない一方で、鍼灸治療が著効を示す場合が少なくありません。

このような現代病の多くは、頭部や顔面部に症状が現れる傾向があり、局所治療では、頭部や顔面部に対して刺針を行うことが必要となります。

　そして、実際にも、美容鍼灸の施術を通じて、上記のような現代病の症状が改善された事例は少なくありません。

　したがって、美容鍼灸を通じて、顔面部に対する刺針が一般的になったことで、結果的に、鍼灸治療の適応範囲が拡大されたと言えるでしょう。

◆ 再生医療と鍼

　鍼灸治療は、主として、経穴と筋肉に着目して行われてきましたが、本書で述べてきた通り、CITは、これまで目が向けられていなかった皮膚、血液、線維芽細胞、コラーゲンなどに着目することで発展してきました。

　本書では、傷痕の改善に対する鍼の効果についても述べましたが、それは、皮膚、血液、線維芽細胞、コラーゲンなどに着目することで、美容目的ばかりでなく、再生医療の分野においても、鍼の可能性を広げることができることを示唆しています。

◆ 皮膚と鍼

　鍼灸の臨床、研究、教育の現場では、これまで、皮膚という組織には、ほとんど目を向けられることがありませんでした。大学や専門学校で最も使用されている教科書の皮

膚に関する記載も、解剖学の教科書では4ページ、生理学の教科書では6ページにとどまり、真皮層における線維芽細胞の働きに関する記載もありません。

　しかし、鍼の施術では、針が皮膚を貫通して体内に刺入され、灸の施術では、表皮の上で艾を燃焼させることから、皮膚の構造と機能を正しく知り、鍼灸の施術の皮膚に対する影響について知ることは、鍼灸の臨床を行う私たちにとっては非常に重要なことです。

　一方、人体の最外層である皮膚は、美容の分野においては、非常に重要な位置付けとなるため、美容鍼灸が普及したことで、皮膚という組織に目が向けられるようになりました。

　本書でご紹介した刺針による皮膚の創傷治癒反応の誘発は、美容の分野ばかりでなく、上記のように、傷痕の治療を始めとする再生医療の分野などにも応用できる可能性を持っています。

　また、皮膚という組織に注目することで、これまで知られていなかった鍼治療の作用機序が、新しく解明される可能性も考えられます。

　したがって、今後は、鍼灸治療の分野においても、鍼灸の刺激と影響を最初に受ける皮膚と鍼灸の関係に関する研究と教育が発展していくことが期待されます。

◆ 血液と鍼

　刺針という行為には、常に、出血や皮下出血を伴う可能性があり、それを防ぐことは不可能です。刺針による出血や皮下出血という現象は、これまでは、比較的にネガティブな現象として考えられてきました。

　特に、美容鍼の施術では、顔面部を対象とした刺針が行われますが、顔面部は最も人目につきやすい部位であることから、刺針に起因して皮下出血が起こり、青あざが生じた場合には、他の部位よりも大きな問題に発展する可能性があります。

　そのため、現状では、美容鍼灸を行う鍼灸師の多くが、皮下出血が起きることを懸念しながら施術を行っています。

　しかし、このような考え方や施術の方法は、血液に関する知識が欠如していることに起因したものであると考えられます。大学や専門学校で最も使用されている教科書の血液に関する記載は、解剖学の教科書では3ページ、生理学の教科書では10ページにとどまり、血小板に何種類もの成長因子が含まれていることに関する記載はなく、成長因子の働きに関する記載もありません。

　そのため、ほとんどの鍼灸師が、出血と皮下出血の意味と意義を知ることなく、美容鍼の施術を行っているというのが現状です。

　しかし、実際には、刺針による出血が血小板の活性化のきっかけとなり、それによって線維芽細胞が誘導されてコ

ラーゲン増生と再構築が進行することから、出血や皮下出血は美容鍼の主要な作用機序の一つであり、CIA の主要な目的も、刺針によって出血を引き起こすことです。

そのため、CIA の施術は、出血と皮下出血について、他の多くの美容鍼とは、正反対の考え方と手法によって行われています。

再生医療や美容医療の分野では、PRP 療法（多血小板血漿療法）など、血小板に含まれる成長因子の働きを利用した治療法が盛んに行われており、研究も進んでいます。鍼の施術は、出血や皮下出血を伴うことから、血小板に含まれる成長因子の作用は、美容鍼ばかりでなく、鍼治療の作用機序にも関与している可能性が考えられます。

今後は、鍼治療の分野においても、刺針と隣り合わせにある「出血」という現象、および「血液」と鍼治療の関係に関する研究と教育が発展していくことが期待されます。

◆ 脳の機能局在と鍼

カナダの脳外科医ペンフィールド（Penfield）は、脳の大脳皮質に機能局在があることを明らかにし、大脳の一次運動野と一次体性感覚野と体の各部位との対応関係をまとめて「ホムンクルス」（homunculus, 小人間像）と呼ばれる脳の機能地図を作成しました。

ホムンクルスでは、体の各部分の大きさが、大脳皮質の相当領域の面積に対応するように描かれており、顔面部は、運動野においても感覚野においても、手と同様に極めて大

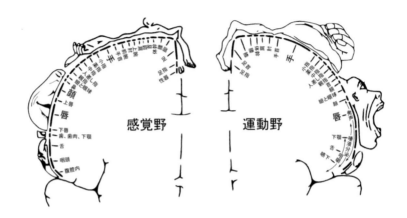

感覚野　　　運動野

ペンフィールドが示した「ホムンクルス」

きく描かれています。

　一方、鍼灸治療に用いられる経穴は、手足の末端に数多く存在し、臨床においても頻用されています。顔面部にも、同様に多くの経穴が存在していますが、顔面部の経穴は、これまで、鍼治療の臨床には、あまり積極的に用いられてきませんでした。

　脳の機能局在と手足と顔面部に多数の経穴が集中していることに、関連性があるかどうかについては明らかにされていませんが、ホムンクルスは、顔面部の経穴にも、手足の経穴と同様に鍼治療の臨床に活用できる潜在的な可能性があることを示唆しています。

　また、顔面部は最も脳に近い部位であることから、今後は、認知症予防などに対する効果に関する調査研究が行われることが期待されます。

　美容鍼とCITが登場したことで、上記のように、従来の鍼灸治療ではあまり目を向けられることがなかった領域が、注目を集める結果となりました。

　そして、このような事実は、鍼灸の適用範囲と可能性を広げる上で、大きな意味と意義を持つものであると言えるでしょう。

　美容鍼とCITによって拡大された鍼の可能性は、美容目的に限定されるものではありません。治療と健康増進を目的としても、積極的に活用され、研究されていくことが期待されます。

美容鍼灸の本質と展望

　本書では、主として、西洋の現代医学における創傷治癒反応に関する知識を応用した鍼の美容効果について述べてきましたが、鍼灸は、元来、東洋医学の伝統医学の主要な治療法です。

　そして、西洋の現代医学が、エビデンスを重視し、多種多様な分野に細分化されているのに対して、東洋の伝統医学には長い歴史があり、豊富な経験が蓄積されています。

　このように、西洋の現代医学と東洋の伝統医学には、そ

れぞれの特徴と利点があることから、それぞれの利点を活かすことで、鍼灸の臨床は、その可能性を大きく広げることができるでしょう。

　東洋医学では、「健康と美は一連で一体を成している」と考えられています。そして、「人間の自然美は健康を基礎として成立するものである」と認識されています。

　東洋医学には、「整体観念」という観念があり、人間の体は、独立した部分の集合体ではなく、体の各部が有機的に連携して機能することで、全体として有機的に機能する統一体であると認識されています。そして、人間の体を「有機的統一体」として認識することを基本としています。

　また、東洋医学には「蔵象学説」という理論があり、体の内側に隠されている五臓と外側である体表は有機的に結び付いており、五臓の健康状態は、経絡現象などの生理機能を通じて、様々な形で体表に反映されると考えられています。

　そして、蔵象学説では、顔面部は「五臓を映す鏡」とされ、五臓の健康状態は、顔色や顔面部の皮膚の状態に反映されると認識されています。

　このような東洋医学の認識は、顔面部の美しさを維持・増進するためには、顔面部局所の皮膚の健康状態ばかりでなく、五臓の健康状態を保つことが不可欠であることを示しています。

　そして、同時に、五臓の健康状態が損なわれた場合には、外見的な美しさも損なわれていく可能性があることを示唆

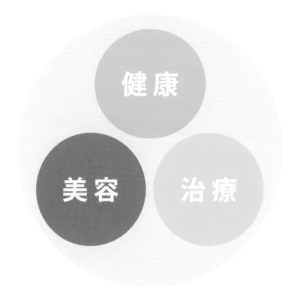

鍼灸の可能性

しています。

　したがって、美容鍼灸の施術においては、顔面部局所に対する刺針ばかりでなく、東洋医学独自の診断法により、五臓の健康状態や体質を分析し、その分析結果に応じた鍼灸の施術を行うことで、施術の効果を高めることができます。

　そして、このように、健康と美は一連で一体を成していることから、美容目的の鍼灸を、健康増進と疾病予防に繋げていくこともできるのです。

このような、東洋医学における健康と美の関係性に基づき、私は、鍼灸の「引き出し」の一つとして、美容鍼灸という新しい利用目的の鍼灸を構想しました。

　適応疾患の治療、健康増進という従来からの鍼灸の利用目的に、美容という新しい利用目的を加え、さらに、東洋医学の知識と鍼灸の施術によって、健康と美を繋げることで、利用者の方々の需要に、臨機応変かつ総合的にお応えすることができ、鍼灸の可能性を大きく広げることができるであろうと考えました。

　したがって、私が提唱した美容鍼灸は、上記のような総合的な鍼灸を実現するために必要な第三の実践形態であり、美容に終始する鍼灸ではありません。

　ところが、このような私の構想とは裏腹に、鍼灸師としての十分な知識、技術、経験を持たない若い鍼灸師たちが、美容だけに特化した鍼灸を行うようになり、昨今では、「美容鍼灸師」を標榜する鍼灸師も現れる結果となりました。

　また、鍼灸の世界に新しく登場した美容鍼灸が未成熟な分野であったことから、上記のような若い鍼灸師たちが、極めてインスタントに「〜式美容鍼灸」などと標榜する風潮が生まれ、指導者として講習会を開いたり、専門学校で美容鍼灸の教育に携わるようにもなりました。

　このような風潮は、一般的な鍼灸師の目から見れば、極めて違和感のある現象であり、美容鍼灸師も、従来からの一般的な鍼灸師とは全く異質な存在です。

　美容鍼灸以外の鍼灸の分野では、経験の浅い鍼灸師が「〜

式」を標榜したり、指導者を務める事例はありません。

　また、このような鍼灸や鍼灸師が生まれたことで、「治せない鍼灸師」も増える結果となり、美容鍼灸は「治せない鍼灸師が行う鍼灸」と揶揄されるようにもなりました。

　そして、こうした現状から、美容鍼灸は認知ばかりは広まりましたが、従来の鍼灸とはかけ離れた低俗で色物的な別世界が生まれただけで、美容鍼灸は、鍼灸業界において、新しい一分野として市民権を得た鍼灸であるとは言えない状況です。

　上記のような、総合的な鍼灸を実践するための「引き出し」の一つとして美容鍼灸を提唱した私にとって、このような現状は全く不測の事態であり、極めて不本意な事態です。

　鍼灸は、何千年もの悠久の歴史を持つ人類の至宝です。その鍼灸の歴史と諸先輩方の実績を尊重することなく、鍼灸を、安易に色物やエステティックに類する別世界にしてしまうことは、鍼灸師として正しい姿勢と行為であるとは言えません。別の分野であれば、それは「美容鍼灸」ではなく「鍼灸エステ」とでも標榜すべきです。

　美容鍼灸という名称が示す通り、美容鍼灸とは、あくまでも「美容を目的とした鍼灸」、あるいは「鍼灸を美容目的に用いること」であり、多様な効果を持つ鍼灸の引き出しの一つです。

　そして、健康と美、治療と健康増進を目的とした従来からの鍼灸と美容鍼灸が繋がらなければ、鍼灸を美容目的に

用いる意味と美容鍼灸の本当の存在意義は生まれません。

　このような、美容鍼灸に関する正しい認識が広まり、美容鍼灸の本当の意味と意義が理解されることで、美容鍼灸が、鍼灸における真の一分野として認められることが望まれます。

　東洋哲学の陰陽学説が示す通り、健康と美、鍼と灸、東と西、伝統と現代、内側（五臓）と外側（皮膚）などは、いずれも相反する要素を持ちながら、一連で一体を成しています。

　したがって、整体観念に倣って全体として見ること、その上で、臨機応変、変幻自在に用いることで、鍼灸治療、美容鍼灸に限らず、鍼灸は、はじめてその真価を高い水準で発揮することができます。そして、同時に、利用者の方々の需要に、より幅広くお応えすることができるでしょう。

　現在、日本国内の鍼灸院の数は、コンビニエンス・ストアよりも多いとされています。ストレス社会、長寿社会と呼ばれる現代社会では、適応疾患の治療から、健康増進、美容まで、利用者の方々の幅広い需要に、臨機応変かつ総合的にお応えできる「コンビニエントな鍼灸院」が求められているのではないでしょうか。

世界における
Japanese Beauty Shinkyu（JBS）

　2010年頃より私は、海外から、鍼灸の施術や技術指導の依頼を受けるようになりました。そして海外では、鍼灸や美容鍼灸という言葉を表現することに、非常に苦労してきました。

　鍼灸に関する用語として、英語には "acupuncture" という言葉がありますが、この言葉は「鍼」という意味で、「鍼灸」のうちの「灸」を伴っていません。

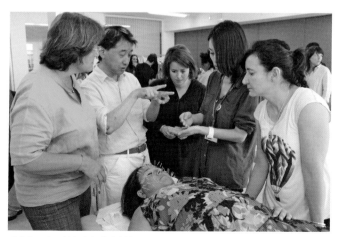

バルセロナで行われた美容鍼灸セミナーの様子

一方、灸を意味する英語の言葉には"moxibustion"という言葉があり、鍼灸を英語にすると"acupuncture and moxibustion"という長い言葉になります。しかし、"moxibustion"という言葉は、英語圏の国々においても、一般の人にはおおよそ認知されていないというのが現状です。

　そして、「日本の鍼灸」を英語にしようとすると、"Japanese acupuncture and moxibustion"と、さらに長い言葉となるため、海外でセミナーを行う時には非常に苦労します。

　そこで、まずは、鍼を意味する"acupuncture"という言葉だけが独り歩きしている現状と"acupuncture and moxibustion"という長い言葉をどうにかしなければ、日本の鍼灸に対する認知を世界に広め、普及させることは難しいであろうという考えに至りました。

　鍼と灸にはそれぞれ異なる効果と利点があります。そして、患者の訴えに基づき、必要に応じて、鍼と灸のいずれか、もしくは、両方が臨機応変に用いられるのが本来の施術の形式であり、また、両者を併用することで相乗効果が期待できる場合もあります。

　そのため、鍼だけが単独で普及し、灸が置き去りにされているヨーロッパやアメリカの現状には違和感があり、正しく普及しているとも言えません。

　鍼と灸は、東アジア以外の諸外国においても、鍼灸という一体の治療法として再認識されるべきであると言えるで

しょう。

　一方、「美容鍼灸」に最も近い英語の言葉には、"cosmetic acupuncture"という言葉がありますが、"cosmetic"には、「化粧品」という意味や「上っ面を飾り立てる」というようなニュアンスが含まれることから、鍼灸の本質とは方向性が異なるものと判断されます。

　そこで、私は、"cosmetic"ではなく"beauty"という言葉を採用しています。しかし、この言葉を「美容鍼灸」に当てはめた場合にも、"beauty acupuncture and moxibustion"という、非常に長い言葉になります。

　そして、「日本の美容鍼灸」を英語で表現しようとすると、"Japanese beauty acupuncture and moxibustion"というさらに長い言葉となってしまうことになり、海外で開講するセミナーにおいて、逐一、このような言葉を使用するのは現実的ではありません。

　そこで私は、日本語の「鍼灸」という言葉を、そのまま"Shinkyu"として採用することを考え、実際、海外の仕事では、実際に"Shinkyu"という言葉を用いています。

　"Shinkyu"はもともと日本語の言葉ですから、ことさら"Japanese"を付ける必要もありませんし、「美容鍼灸」も、"Beauty Shinkyu"という大幅に短い言葉で表現できます。また、「日本発」を強調したい場合に、"Japanese"を付けたとしても"Japanese Beauty Shinkyu"という比較的に短い言葉で表現できます。

講道館柔道の創始者である嘉納治五郎先生は、柔道を"Japanese Wresling"ではなく"Judo"として世界に広められました。空手も"Japanese kick boxing"ではなく"Karate"として世界中で愛好されています。指圧も、現在では既に"Japanese massage"ではなく"Shiatsu"として、現在、ヨーロッパ各地で認知され流行しています。

　また、外国人の中には、日本語の言葉や漢字が大好きな人が少なくありません。例えば、面白いことに、海外のセミナーでは、いずれの国においても、受講生たちは、私のことを"Kitagawa Sensei"（北川先生）と、ことさら日本語で呼びたがる傾向があります。

　このような現状から、なぜ、日本鍼灸だけが、未だに"Japanese acupuncture and moxibustion"なのかというのが、かねてからの根本的な私の疑問です。

　そして、日本の鍼灸を、より世界に広めていくためには、世界中の専門家たちの間に、"Shinkyu"という言葉の認知を広めることが得策であろうと、私自身は考えています。

　"Shinkyu"を世界の共通語にできれば、"Shinkyu"は、世界の鍼灸のブランドでありステイタスとなるばかりでなく、私たちも、もはや"acupuncture and moxibustion"という言葉を使う必要がなくなります。

　このような着想から、私たち一般社団法人健康美容鍼灸協会（Holistic Health Beauty Shinkyu Association）は、"Beauty Shinkyu"と"Japanese Beauty Shinkyu"（JBS）という造語を作り、日本のShinkyu（鍼灸）とBeauty Shinkyu（美容鍼灸）に対する認知を、世界各地の専門家

に広げるための啓発活動に努めています。

> **日本の美容鍼灸**
> **＝ Japanese Beauty Shinkyu（JBS）**

Shinkyu の優位性と JBS

　前述の通り、私は、海外からの Shinkyu の施術や技術指導の依頼により、多くの国々を訪れてきました。世界的規模で見た場合には、現時点では、臨床現場で実践されている鍼灸の主流は中国式の針灸です。

　日本の Shinkyu を実践する専門家はごく少数派で、「量」の面においては、今のところ、日本鍼灸に優位性はありません。

　一方、諸外国における業務経験を通じて、私は多くの人々が、Shinkyu に対して共通した印象や認識を持っていることを知りました。諸外国において、Shinkyu には、共通した一定の評価があるということです。

　その評価は、日本の Shinkyu の特徴ということであり、JBS は、Shinkyu の特徴を基盤とした手法として、世界各

地で注目を集めています。そこで、諸外国における業務経験を通じて私が得た Shinkyu に対する評価について、整理して述べたいと思います。

　私自身が得た Shinkyu に対する評価は、主として下記の通りです。

> **日本の Shinkyu への評価**
> ・丁寧で繊細
> ・日本と日本人に対する信頼性
> ・細い鍼灸針
> ・清潔
> ・洗練性

◆ 丁寧で繊細

　Shinkyu について、諸外国の利用者の方々や生徒による最も高い評価は、圧倒的に「丁寧」で「繊細」であるということです。

　鍼の施術は、他人の体に対して針を刺入するという侵襲行為を伴い、灸の施術には火を使うため、丁寧で繊細ということは、極めて重要な要素となります。

　そして、JBS の施術では、顔面部に対する多数の刺針が行われるため、特に丁寧で繊細な技術が要求されます。

　一方、丁寧で繊細であるという理由から、昨今では、Shinkyu の技術を学びたがる専門家が世界各地で増えています。

　この数年、私は世界各地で美容鍼灸に関する講習会を積極的に開講してきましたが、受講者たちの受講動機は、単に美容鍼灸の技法を身に付けたいというばかりでなく、日本の Shinkyu についてもっと深く知りたいということも、動機である場合が少なくありません。

◆ 日本と日本人に対する信頼性

　海外に長く滞在して実感することは、"Japanese" "made in Japan" "from Japan" など、"Japan" "Japanese" とつくだけで、世界中のどこへ行っても、その製品やサービスは「安心」で「安全」であり、同時に「一流」であると認知されているということです。

　例えば、家庭電化製品、自動車、時計などは、いずれも日本人が発明したものではありません。ところが、日本製のそれらの製品は世界を席巻し、"Made in Japan " という言葉は、日本と日本人による仕事そのものを、世界のブランドにしてしまいました。

　"Japan" と "Japanese" は、安定した信頼のブランドとして認められているのです。一つの国として、このような事例は、世界中でも他にはありません。

　このような現状から、日本発の美容鍼灸の名称にも、"Japanese" と "Shinkyu" という単語は含めるべきである

と考え、私たちが実践する美容鍼灸を "Japanese Beauty Shinkyu" と名付けました。

◆ 細い鍼灸針と管鍼法

　Shinkyu と中国針灸を比較した場合に、その大きな違いの一つは、臨床で一般的に使用される針の太さが異なることです。

　中国では直径 0.3mm 未満の針はおおよそ使用されていないことに対して、日本では、直径 0.12 〜 0.26mm の太さの針が一般的に使用されています。そのため諸外国では、細い針を使用することが Shinkyu の一つの特徴であると認識されています。

　日本鍼灸で細い針が使用されている理由の一つは、日本の針の製造技術が、比較的に早い時期から細い針の製造を可能としていたことが考えられます。

　もう一つの理由は、「管鍼法」と呼ばれる日本の刺針法が、細い針の刺針を可能としたことでしょう。

　JBS の施術も、細くて品質の高い日本製のディスポーザブル鍼灸針に依存して実践されています。

◆ 清潔

　日本人の印象を表す言葉として、" clean"（清潔）ということがよく言われます。例えば、日本を訪れた外国人の中には、トイレの清潔さに驚く人が少なくありません。

　感染症予防の立場からも、清潔という概念は、鍼灸の臨床では基本的で非常に重要な要素となります。日本の保健所の指導や日本人の専門家の臨床現場では、清潔で衛生的ということが徹底されています。

　その典型的な例として、日本の臨床現場では、ステンレス製ディスポーザブル鍼灸針が針の主流となっています。ディスポーザブル鍼灸針は、日本メーカーの発明品であり、Shinkyu の清潔で衛生的という特徴を象徴するものです。

　そればかりでなく、日本の Shinkyu の臨床現場では、様々な器具、タオル、施術着などの全てにおいて、清潔で衛生的ということに対して細かく配慮されており、利用者の方々からも評価されています。

◆ 洗練性

　日本の伝統的な文化、宗教、知識、技術などの多くは、日本人がゼロから生み出したものではなく、中国から伝来し、長い時間の中で、日本人の特性を通じて変化を遂げたものです。

　このような事実は、日本人が「質」や「完成度」を高めることに優れ、物事を洗練させるのを得意とすることを示しています。日本人には、ゼロから1を生む能力には乏しく不得手な傾向がありますが、反対に、1を100どころか1,000にまで高める能力を有しているということでしょう。

　鍼灸も、日本人がゼロから生み出したものではなく、古

141

代の中国に発祥した針灸が6世紀に伝来したものです。

　そして、日本人は長い時間をかけて、様々な独創的な手法や道具を生み出し、また、中国から伝来した針灸を洗練して、独自性と洗練性を持つ「日本鍼灸」を作り上げました。

　前述した通り、全世界的な規模においては、現時点では、鍼灸の主流は中国式の針灸となっています。Shinkyu を実践する専門家は、今のところはごく少数派であり、「量」の面では Shinkyu に優位性はありません。

　一方、上記のような様々な特徴と独自性から、Shinkyu は「質」の面において優れた信頼性の高い「洗練された鍼灸」として、世界各地で認められつつあります。

　JBS の施術では、顔面部に対して数多くの刺針が行われることから、上記のような Shinkyu の特徴はいずれも不可欠で重要な要素であり、JBS はこのような Shinkyu の特徴と優位性に立脚して確立された、日本発の "Beauty Shinkyu" です。

　そして、JBS に限らず、美容鍼灸という分野は、Shinkyu の特徴と優位性を遺憾なく発揮できる分野であり、同時に、世界に対して誇示することができる分野であると言えるでしょう。

　私たちは今後も世界における JBS の教育、普及活動を通じて、上記のような洗練された、質の面において優れた Shinkyu の普及活動を、今後も行っていきたいと考えています。

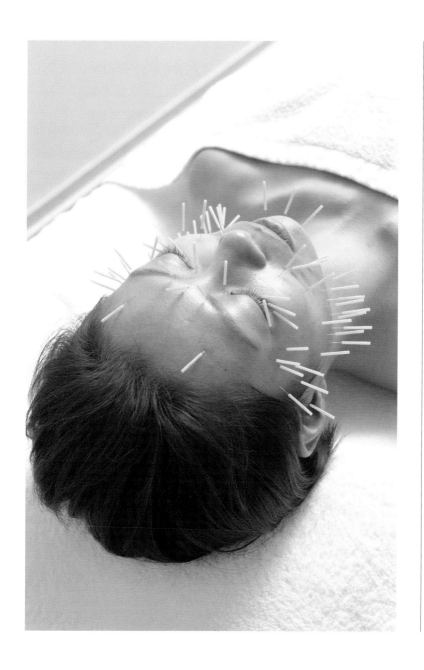

参考文献

1.Henry, S. McAlLister, D.V. Allen, M.G. Prausenitz, M. R. (1998) Microfabricated microneedles: A novel approach to transdermal drug delivery. J Pharm Sci. Aug87(8), 922-025

2.Cormier, M., Johnson, B., Ameri, M., Nyam, K., Libiran, L., Zhang, D.D., Daddona, P. (2004). Transdermal delivery of desmopressin using a coated microneedle array patch system. J. Control. Rel. 97, 503-511

3.Orentreich, D.S. Orentreich, N. (1995). Subcutaneous incisionless (subcision) surgery for the correction of depressed scars and wrinkles. Dermatol Surg. Jun21(6). 543-549

4.Fernandes, D. (1996). Upper lip line treatment. Paper presented at the International Society of Aesthetic Plastic Surgery / ISAPS Conference. Taipei, Taiwan.

5.Fernandes, D. Minimally invasive percutaneous collagen induction. (2005)
Oral Maxillofac Surg Clin North Am. 2005 Feb;17(1):51-63

6.Aust, M. C., Fernandes, D., Kolokythas, P., H. M, & Vogt, P. M. (2008) Percutaneous Collagen Induction Therapy: An Alternative Treatment for Scars, Wrinkles, and Skin Laxity. Plast Reconstr Surg. 121, 1421-1429.

7.Aust, M. C., Reimers, K., Kaplan, H. M., Stahl, F., Reppenning, C., Scheper, T., Jahn, S., Schwaiger, N., Ipaktchi, R., Redeker, J., Altintas, M. A. & Vogt, P. M. (2011). Percutaneous collagen induction-regeneration in place of cicatrisation? Journal of Plastic, Reconstructive & Aesthetic Surgery. 64, 97-107

8. Aust MC., Reimers K, Repenning C, Stahl F, Jahn S, Guggenheim M, Schwaiger N, Gohritz A, Vogt PM. (2008). Percutaneous collagen induction: minimally invasive skin rejuvenation without risk of hyperpigmentation-fact or fiction?
Plast Reconstr Surg. 2008 Nov;122(5):1553-63.

9. Anthony Kingston. Detailed Mechanism of Collagen Induction Therapy. Holistic Microneedling: The Manual of Natural Skin Needling. 37-42

10. Anthony Kingston. Detailed Mechanism of Collagen Induction Therapy. Holistic Microneedling: The Manual of Natural Skin Needling. 98-105

PRP and Microneedling in Aesthetic Medicine
Amelia K. Hausauer
Derek H. Jones

Dermarolling Bible: How to Improve Your Skin, Hair & Life With DIY Derma Roller Microneedling
Judy Davis

MICRONEEDLING For Aestheticians and Beauty Therapists
Nicky Pearce

美容皮膚科学（日本美容皮膚科学会監修、宮地良樹他）

新しい皮膚科学（清水弘、中山書店）

多血小板血漿（PRP）療法入門（楠本健司編集）

美容鍼（長谷川守正、幻冬舎）

おわりに

　本書をご購入、ご一読いただきまして誠に有難うござい
ます。

　この度も、多くの方々のご協力によって、本書を完成さ
せることができましたので、この場をお借りして、皆様に
謝意を述べさせていただきたいと存じます。

　一介の開業鍼灸師である私の医学的な知識には限界があ
りますので、美容医療の師であり畏友である美容外科医の
西田真先生には、本書の監修をお願い致しました。そして、
東洋医学と鍼灸に造詣が深い整形外科・形成外科医の長谷
川守正先生にも、本書の内容を査読いただき、助言も頂戴
致しました。お二人の先生に、心より深く御礼を申し上げ
ます。

　症例と写真をご提供いただきました鈴鹿医療科学大学保
健衛生学部鍼灸サイエンス学科の鈴木聡准教授、元神奈川
県鍼灸マッサージ師会副会長の沢田昌子先生に御礼を申し
上げます。

　最後になりますが、このような出版の機会をくださいま
した BAB ジャパンの東口敏郎社長と編集作業にご尽力く
ださった森口敦氏に御礼を申し上げます。

　本書の執筆中に、新型コロナウイルスの感染が世界各地
で拡大したため、本書の出版元である BAB ジャパンの映
像事業部に要請し、抵抗力を高めるための灸の動画を英語
で制作して YouTube で公開しました。現状では、東洋医
学の「扶正祛邪」という概念が、世界中の人々にとって非

常に重要であると考えたことが理由です。

　すると、1週間で約1,000人が視聴し、facebookでは、連日、世界中から10人以上の友達申請を受けるようになりました。友達申請は、ほとんど全てが医療従事者からです。このことは、世界中の多くのプロフェッショナルたちが、東洋の伝統医学と日本のShinkyuに関心を持っていることを示唆しています。

　また、現在、私は、世界各地にShinkyuの依頼人を持ち、また、セミナーを開講して専門家の育成を行っています。私のところに、世界中からこのような依頼をいただくのは、私が美容鍼灸を含めたShinkyuを総合的に行っていることが理由です。

　本書でご紹介した鍼の美容効果の作用機序は、鍼の多様な作用機序の一部であり、美容鍼灸は、Shinkyuの大きな可能性の一部であるに過ぎません。また、灸には灸で、鍼とは異なる効果と作用機序があり、化学薬物や外科的手術に依存することなく、鍼と灸で、適応疾患の治療から、健康増進、美容までの幅広い需要に対して、総合的に対応できるのがShinkyuの大きな利点です。

　このような現況から、これまでの経験と人脈を活かし、また、本書の出版をきっかけとして、今後は、美容鍼灸を含めた日本発のShinkyuを、さらに世界に広めていきたいと考えています。

北川毅

著者 ◎ 北川 毅 きたがわ たけし

鍼灸師、YOJO SPA オーナー、一般社団法人健康美容鍼灸協会会長。東京・港区の YOJO SPA にて鍼灸治療と美容鍼灸を実践するかたわら、鍼灸、美容、スパに関する教育、講演、執筆、翻訳、研究まで、幅広く活動中。著書・監修書に、『How to 美容鍼灸』『鍼灸師のための健康美容鍼灸』『経穴美顔術』（BAB ジャパン）、『おうちで簡単！ お灸エステ』（三栄書房）など多数。

監修者 ◎ 西田 真 にしだ まこと

医師（美容外科）。聖心美容クリニック福岡・広島院副院長。Beauty Tuning Clinic 非常勤医師。朝日医療専門学校非常勤講師。2001 年ごろより湿潤療法、2007 年ごろより形成外科領域での漢方薬の活用など、患者さんに良いと思われることはいち早く貪欲に取り組んできた。2008 年、北川毅氏の書籍に出会い、美容鍼灸の可能性に気づき、ともに研究を進めている。

撮影 ● 漆戸美保
撮影モデル ● 大林沙織　ほか
イラスト ● 川本満（メディカ）
本文デザイン ● 澤川美代子
装丁デザイン ● やなかひでゆき

● 協力 ●
長谷川守正、鈴木聡、沢田昌子、北川直子
鈴鹿医療科学大学 保健衛生学部鍼灸サイエンス学科
聖心美容クリニック
Beauty Tuning Clinic
元八事整形外科・形成外科
セイリン株式会社
株式会社カナケン

医学的に正しい美容鍼

コラーゲン誘発鍼の作用機序とエビデンス

2020 年 6 月 5 日　初版第 1 刷発行
2024 年 4 月 15 日　初版第 3 刷発行

著　者　　　北川毅
監修者　　　西田真
発行者　　　東口敏郎
発行所　　　株式会社 BAB ジャパン
　　　　　　〒 151-0073 東京都渋谷区笹塚 1-30-11　4・5F
　　　　　　TEL　03-3469-0135　　　FAX　03-3469-0162
　　　　　　URL　http://www.bab.co.jp/
　　　　　　E-mail　shop@bab.co.jp
　　　　　　郵便振替 00140-7-116767
印刷・製本　　中央精版印刷株式会社

ISBN978-4-8142-0290-4 C2047

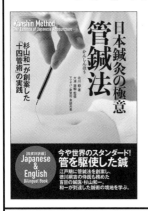
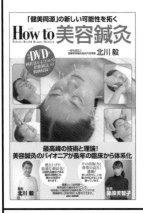

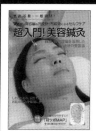
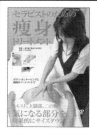
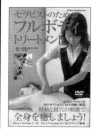
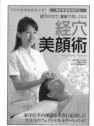
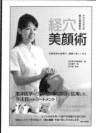

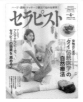
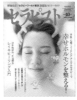
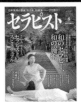
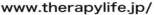

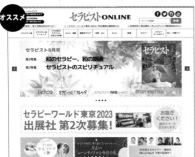